Warum nehme ich nicht ab?

Wie sich der Körper gegen das Schlanksein wehrt

Muki Mars feat. Jan Prinzhausen

1. Auflage 2015
ISBN: 978-3-9817247-0-7
Text, Grafiken und Covergestaltung: Jan Prinzhausen

Ketoline® nutrition concepts
Hinter Malzens Garten 5
07751 Milda

Im Sinne der besseren Lesbarkeit der Kapitel sind die Literaturquellen nicht in den Fließtext integriert. Die Aussagen belegenden Veröffentlichungen sind im Anschluss an die Kapitel zusammengefasst aufgelistet.

Die Autoren und Institutionen, deren Veröffentlichungen im Buch zitiert werden, stützen damit nicht zwingend die Meinung des Buchautors.

Inhalt

1 Gestatten – Mein Name ist Muki Mars!

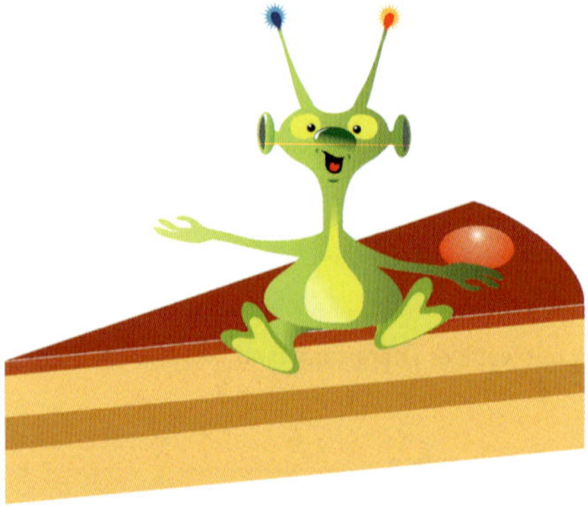

Schau her, das bin ich - Muki Mars! Ja, ich sehe aus wie ein Marsmännchen. Na, was denkst du jetzt? Vielleicht Folgendes: „Was hat ein Marsmännchen mit Abnehmen zu tun?“ oder: „Hm, ein Bäuchlein hat es auch!“

Na Vorsicht bitte! Mein Bäuchlein steht hier nicht zur Diskussion! Aber wenn du meinst, es hilft dir, in mir einen Seelenverwandten zu sehen, drücke ich ein Auge zu.

Zurück zu meinem marsmännchenhaften Aussehen. Das liegt weniger daran, dass ich tatsächlich eins bin. Es ist eher so, dass ich von vielen Erdlingen so gesehen werde. Damit bin ich nicht allein. Im Grunde genommen gibt es ziemlich viele Marsmännchen auf der Erde und täglich werden es mehr.

Ich gehöre zu denen, die etwas für sich tun möchten. Mein Ziel ist es, gesund zu sein und gut auszusehen. Deshalb interessiere ich mich für Ernährung, Sport und Entspannung. Das verstehen viele andere überhaupt nicht. Die sehen mich an, als ob ich von einem anderen Planeten kommen würde. Ja genau, wie ein Marsmännchen!

Dir geht es wie mir? Dann sind wir Verbündete. Super! Wieder ein Marsmännchen mehr, das mich versteht!

Ich bin stolz darauf, ein Marsmännchen zu sein. Denn ich tu etwas für mich und fühle mich gut dabei. Wozu soll ich die, die mich nicht verstehen können, belehren oder überzeugen wollen? Ein noch größerer Fehler wäre es, mich für meine Einstellung zu rechtfertigen. Nein – wer nicht will, der will eben nicht. Das ist okay und ich akzeptiere es. Wenn du das als mein Verbündeter genauso siehst, sind wir bereits zwei und wenn du noch mehr Marsmännchen kennst, die so denken, sind wir keine Außenseiter mehr. Wir stehen für uns und erfreuen uns an unseren kleinen und großen Fortschritten!

1.1 Ein paar Worte zu meinem Bäuchlein

Es hat mich wenig Mühe gekostet, mein schmuckes gelbes Bäuchlein in seine derzeitig runde Form zu bekommen. Im Prinzip ist es von allein passiert: Auf einmal war es da...

Ja, okay – es ist allmählich gewachsen. Wie bei dir. Irgendwann war es so rund, dass es mir beim Blick in den Spiegel schlagartig bewusst geworden ist: Oh je, was macht die Melone in meinem Bauch! Selbst Halloween-Kürbisse mit eingeschnitzter Fratze sehen weniger gruselig aus!

Gut, das Problem hatte ich erkannt. Nun musste nur noch eine Lösung her. Da das Bäuchlein offensichtlich das Ergebnis meines zu guten Hungers war, fiel mir die geeignete Gegenmaßnahme ohne großes Nachdenken ein: Weniger essen, mehr bewegen und schwubdiwub müsste das Bäuchlein Geschichte sein!

So dachte ich zumindest, denn die Realität erwies sich als weniger erfreulich. Als ob es eine unsichtbare Macht gäbe, die über mir thront und meinen Bauchspeck vor mir selbst schützen wollte. Gelang mir das Abnehmen überhaupt, wurden meine Schultern und die Brust immer schmaler, meine Beine immer dünner und mein Hintern zunehmend platter. Oh je - gesund, sportlich und schick sah das nicht aus. Auch mein Gesicht schien um Jahre gealtert zu sein: hagere Züge mit tiefliegenden Augenhöhlen. Mein Bäuchlein hingegen veränderte sich kaum. Im Gegenteil schien es über die leidenden anderen Körperteile arrogant zu lachen. Ausgerechnet das fiese Bäuchlein, welches nicht abnehmen wollte, machte sich dabei ständig mit einem Knurren bemerkbar. Aus dem Knurren entwickelte sich wenig später ein Grollen. Räume, in denen es ruhig zu ging, mied ich. Die dort anwesenden Erdlinge drehten sich ständig zu mir um, wenn Mister Bauch anfing, sein Knurrsong zu trällern. Echt peinlich!

Aber ich wollte eisern bleiben. Durchhalten hieß die Devise! Dazu gehörte auch der obligatorische Rohkostsalat in der Kantine. Einmal saß ein kleines Erdlings-Mädchen am Nachbartisch und gönnte sich ein großes Eis mit Sahne und Waffel. Als es von seinem Eisbecher abgelenkt weg sah, konnte ich mich gerade noch bremsen, ihr die Waffel zu mopsen. Auf dem Weg nach Hause kam ich an einem Fastfoodlokal vorbei. Meine Augen schienen sich vom Eingang nicht lösen zu wollen. Das rächte sich bitterlich, da ich die Laterne vor mir zu spät bemerkte...

Nach einer gewissen Zeit des Hungerns überkam mich schließlich die schwarze Seele der vermuteten Übermacht: Sie machte mich missgelaunt, aggressiv, lethargisch und verführte mich - nein sie zwang mich, meinen Kühlschrank zu überfallen und in Rekordzeit leer zu fressen. Wie psychisch gestört mampfte ich alles in mich hinein, was zwischen meine Finger kam. Mir blieb fast die Luft weg. Ich konnte gar nicht so schnell schlucken, wie ich erneut Leckereien in meinen Mund schob. Aber auch damit schien das Bäuchlein nicht zufrieden zu sein. Denn das Schlingen schlug mir auf den Magen, weshalb ich mich mit Bauchschmerzen eiligst auf die Toilette verziehen musste.

Damit nicht genug. Im Supermarkt räumte ich meinen Wagen voll bis er überquoll. Nein, hochwertige Lebensmittel waren nicht dabei. Meine Hände arbeiteten wie ferngesteuert. Alles das, was dick macht, schien geradezu automatisch in meinen Wagen zu wandern: Eiscreme, Torte, Nussnougatcreme, Süßwaren, Nudelgerichte mit fetter Soße, Würstchen, Eisbein und Speck. Dabei mag ich keinen Speck!?

Mit Schweißtropfen auf der Stirn konnte ich das Anstehen und Bezahlen an der Kasse gerade so überstehen, um sofort danach die erste Packung Schokoriegel in nichts zu verwandeln. Selbst die besten Magier hätten Lebensmittel nicht so schnell wegzaubern können, wie ich sie inhalierte.

Das Fressen hatte mich vorübergehend glücklich und zufrieden gemacht. Nach wenigen Tagen konnte ich jedoch Erstaunliches im Spiegel beobachten: Schultern, Brust, Hintern und Beine blieben dünn, schmal und platt. Das Bäuchlein hingegen schien größer geworden zu sein. Was? Die Augen gerieben, wagte ich einen erneuten Blick. Tatsächlich! Unglaublich aber wahr! Dieser Bauch konnte unmöglich zu mir gehören. Alles was ich geschafft hatte, war eine noch stärkere Deformation meines wunderschönen Körpers.

Ach herrje, was hatte ich angestellt. Das Glücksgefühl des ungebremsten Mampfens und der übermäßigen Sättigung wich Zorn und Depression. Ich fragte mich, was ich nur für ein Weichei und Warmduscher sei, dass es mir nicht möglich war, mich in den Griff zu bekommen. Selbstsicher sein? Dran bleiben? Kopf hoch? Wie denn? Leider war das nicht der erste gescheiterte Versuch. So stand ich da, mit hängendem Kopf und dickem Bauch.

1.2 Es gibt sie doch, die Macht, die über mir thront!

Als ein Marsmännchen unter den Erdlingen habe ich selbstverständlich nicht aufgegeben. Ich wollte unbedingt wissen und begreifen, warum es mir nicht gelang, mein Bäuchlein zum Schrumpfen zu bewegen. Schließlich blieb es insgeheim doch mein Traum, irgendwann einen Waschbrettbauch und eine schmale Taille im Spiegel bewundern zu können.

Auf der Recherche nach den Ursachen und den möglichen Lösungswegen traf ich auf den Ernährungswissenschaftler Jan Prinzhausen. In vielen Gesprächen mit ihm erfuhr ich erstaunliche Dinge über die Regelung des Energiehaushaltes meines Körpers. So richtig krass war für mich die Erkenntnis, das schmale Schultern, dünne Beine, Heißhunger, Aggressivität, Fressattacken und mein leidliches Aufgeben nicht das Ergebnis der von mir vermuteten psychischen Schwäche waren. Schuld war mein Gehirn. Ja, mein Gehirn! Das graue Ding hinter meinen Augen will nämlich nicht, dass mein Bäuchlein verschwindet. Im Gegenteil: Je mehr Bauch, desto glücklicher ist es.

Mit meiner Vermutung zur „unsichtbaren Macht, die über mir thront", lag ich demnach nicht falsch. Eine wesentliche Ursache für meine Wahrnehmungen bzw. für mein Problem war damit erklärbar geworden. Daraufhin bat ich den Erdling Prinzhausen: „Hey, erzähl das doch bitte auch den anderen Marsmännchen!". Aber er meinte: „Ich erzähl dir, was ich weiß. Du gibst meine Gedanken mit deinen Worten wieder und richtest diese an deine Seelenverwandten und Leidensgenossen. Das ist bestimmt verständlicher als mein Fachchinesisch und wahrscheinlich auch lustiger, frecher und spannender".

Klar, mach ich! Also lass uns anfangen. Ich, Muki Mars werde dir nun von den Unwegbarkeiten des Abnehmens und von den Tricksereien des Gehirns berichten. Falls es dich interessiert, findest du am Ende der Kapitel die wissenschaftlichen Studien, die meine Darstellungen untermauern.

Ach ja – bevor ich es vergesse: Ich bin freundlich, klein und lustig anzusehen, aber auch richtig frech! Denn Frechheit siegt! Diplomatische Worte und Mitleid wirst du daher vergebens in meinen Erklärungen suchen. Ich ziehe mich durch den Kakao, ich ziehe dich durch den Kakao und ich ziehe alle durch den Kakao. Auf diese Weise werden wir dem schwierigen Thema „Körperfettreduktion" (wie das schon klingt...) doch ein paar lustige Seiten abgewinnen können.

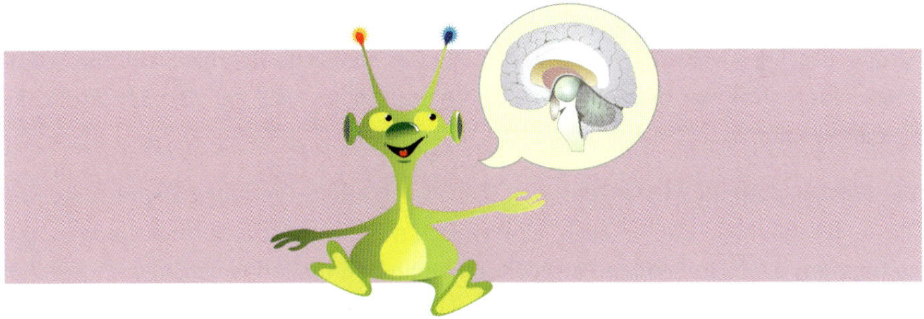

2 Das ist dein Fettgewebe!

F E T T G E W E B E! Damit werden wir uns beginnend genauer beschäftigen. Denn ohne entsprechendes Hintergrundwissen wird es schwierig, die Herrschaft über die deformierende Biomasse zu erlangen. Das Fettgewebe ist leider nicht nur ein lästiger Anhang, der sich schnell mal abschütteln lässt. Es funktioniert komplex und stellt eine wesentliche Größe mit speziellen Aufgaben im Erdlings-Organismus dar. Darin liegt auch eine wesentliche Ursache begründet, wieso uns dessen Kontrolle kaum gelingt.

2.1 Vom Mädchen zur Matroschka

Lass mich zur Erwärmung eine kleine Geschichte berichten:

Es war einmal ein kleines niedliches Mädchen, das an keiner Schokolade vorbei kam. Dafür sparte es freiwillig bei Obst und Gemüse. Schließlich war es unmöglich, alles essen zu können. Das fade Grünzeug überlies es lieber den Erwachsenen, die ständig predigten, wie gesund „Hasenfutter“ sei. Nach wenigen Jahren sah das Mädchen recht wohlgenährt aus. Die Schokolade hatte Spuren auf den Hüften hinterlassen. Dramatisch war das nicht, da das Mädchen wie jedes andere Erdlings-Kind im Alter von fünf Jahren in das erste Streckungswachstum kam. In dieser Phase braucht der Körper überdurchschnittlich viel Energie, um das rasche Wachstum abdecken zu können. Der angefutterte Speck baute sich dabei geradezu von allein ab, so dass das Mädchen wieder rank und schlank aussah. Die Liebe zur Schokolade war jedoch geblieben und so folgte dem Höhenwachstum wieder ein allmähliches Breitenwachstum.

Mit elf Jahren kam das nun mittlerweile dralle jugendliche Mädchen in die zweite Streckungswachstumsphase. „Ei wie schön“, frohlockte es in der Hoffnung, den Hüftring ein zweites Mal ohne Zutun abbauen zu können. Die Rechnung hatte die junge Dame allerdings ohne die Natur gemacht. Denn deren Gesetzen entsprechend, ging das zweite Streckungswachstum parallel mit der Pubertät einher. Der Stoffwechsel des Mädchens veränderte sich. Das weibliche Geschlechtshormon Östrogen übernahm nun die bestimmende Rolle darüber, was mit den Speckröllchen passieren sollte.

Die Entscheidung des Östrogens war schnell getroffen: Die junge Dame sollte wie alle anderen jungen Damen auch, eine typisch weibliche Körperform ausprägen. Dazu mussten die bestehenden Fettpölsterchen an den typisch weiblichen Körperregionen wie Oberschenkel und Po verteilt und verfestigt werden.

Das Mädchen musste nun erkennen, dass sein Hüftgold diesmal nicht einfach verschwand, sondern im Gegenteil hartnäckig verblieb. Leider war das nicht nur das normale Hüftgold, welches jede junge Erdlings-Dame in der Pubertät entwickelt, sondern auch zusätzliches Fettgewebe, das der Schokoladenmast zu verdanken war. Also etwas zu viel des Guten.

Die junge Dame war nun im rechten Alter, die Welt zu erkunden. Zusammen mit Freundinnen machte sie die Diskotheken unsicher. An einem dieser Zappelabende sah sie ihn: Den Jungen ihrer Träume. Wie herrlich - den musste sie für sich gewinnen. Aber oh je, oh je! Sie befand sich beim Blick in den Spiegel als viel zu dick und unattraktiv! Eine Diät musste her. Täglich drei große Salatblätter und ein „fettes" Bonbon verhalfen ihr zum ersehnten Glück. Leichtgewichtig, um nicht zu sagen dürre, gelang es ihr, den ersehnten Herrn an sich zu binden.

Die junge Liebe hielt nicht lang, da der junge Herr ein noch schlankeres Erdlings-Mädel für interessanter befand. Den Liebeskummer und den Frust ertrug das Mädchen nur mit ungehemmtem Essen. Auf diese Weise gelang es ihr, alsbald erneut eine stattliche Figur zu entwickeln.

Die Jahre vergingen. Das Mädchen wurde erwachsen und fand schließlich den richtigen Erdlings-Mann an ihrer Seite. Sie heirateten und bekamen zwei Kinder. Nach dem ersten Kind blieben drei Kilo und nach dem zweiten Kind blieben fünf Kilo des schwangerschaftsbedingten Gewichtsaufbaus erhalten.

Im Alter von vierzig Jahren begann sie zu seufzen. Wo war nur die schöne und unbeschwerte Zeit der Jugend geblieben? Die Mittlebenskrise hatte sie eingeholt. Sie konnte sich beim besten Willen nicht damit abfinden, bereits zum alten Eisen gehören zu müssen. Was konnte sie tun? Ja, klar: „Anti Aging" hieß das Zauberwort! Die Falten verfugen, mehr Farbe ins Gesicht, neue Düfte ans Dekolleté und schicke neue Kleidung... Moment... Neue Kleidung? Sie erkannte, dass ihre Körpermaße nicht für den beabsichtigen Kleidungsstil geeignet waren. Das hieß: Abnehmen!

Zu ihrem Glück gab es Unmengen „sinnvoller" Diättipps. Damit gelang es ihr, innerhalb der nächsten sechs Wochen zehn Kilo abzuspecken. Sie bejubelte ihren Erfolg und beendete die bestandene Hungerkur.

Wie zu erwarten, kamen die Kilos rascher zurück als gedacht und zur Belohnung gab es noch zwei extra Kilo oben drauf. Dieses Prozedere wiederholte sich alle paar Jahre und jedesmal nahm sie weitere fünf Kilo zu. Die Idee mit der schicken Kleidung hatte sie bei Zeiten aufgegeben und nahm stattdessen mit Kittelschürzen, Jogginganzügen und Gummistiefeln vorlieb.

So hatte sich im Laufe der Jahrzehnte aus dem niedlichen kleinen Mädchen eine stattliche Matroschka entwickelt. Und wenn sie nicht gestorben ist, dann verdickt sie sich noch heute...

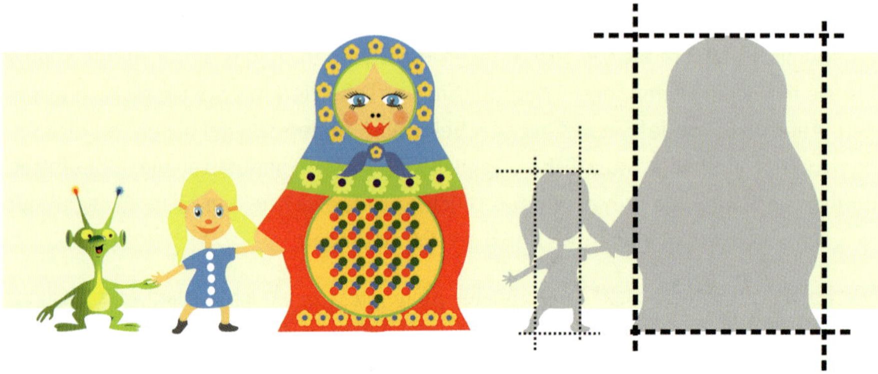

Was? Du meinst das ist frech und dreist? Von wegen! DAS ist die reale Welt, wie sie viele weibliche Erdlinge erleben. Aber damit kein falscher Eindruck entsteht: Auch die herrlichen - äh, nein wie heißt das - ach ja, die männlichen Erdlinge bleiben davon nicht verschont. Allerdings wächst der melonenartige Mannsbauch weniger spektakulär, das heißt, relativ stetig ohne das diätbedingte Auf und Ab. Selbst mich würde die Natur nicht verschonen, wenn ich nicht die Geheimnisse dieses Buches kennen würde.

2.2 Die ach so triviale Energiebilanz

Die Energiebilanz ist der Herrscher über dein Körpergewicht. Sie beschreibt das Verhältnis von der aufgenommenen Nahrungsenergie zu der im Körper täglich verbrauchten Energie.

Die, die du „Physiker" nennst, werden jetzt schimpfen: „Energie kann man nicht verbrauchen!" Ja, ich weiß! Aber im Sinne des besseren Verständnisses durch Nicht-Wissenschaftler ist „verbrauchen" leichter nachvollziehbar. Daher werde ich in meinem gesamten Büchlein von „verbrauchen" sprechen. Also zurück zum Thema:

Hinsichtlich der Energiebilanz werden drei Zustände beschrieben. Bei einer positiven Energiebilanz nimmt ein Erdling mehr Energie auf, als er verbraucht. Der Überschuss an Energie wird im Fettgewebe eingelagert, wodurch das Körpergewicht ansteigt. Bei einer ausgeglichenen Energiebilanz befinden sich die Aufnahme und der Verbrauch auf dem gleichen Niveau. Das zeigt sich in einem konstanten Körpergewicht. Die dritte Situation beschreibt die negative Energiebilanz. Aufgrund einer Minderzufuhr an Nahrungsenergie müssen die körpereigenen Energiespeicher abgebaut werden. Dadurch reduziert sich das Körpergewicht.

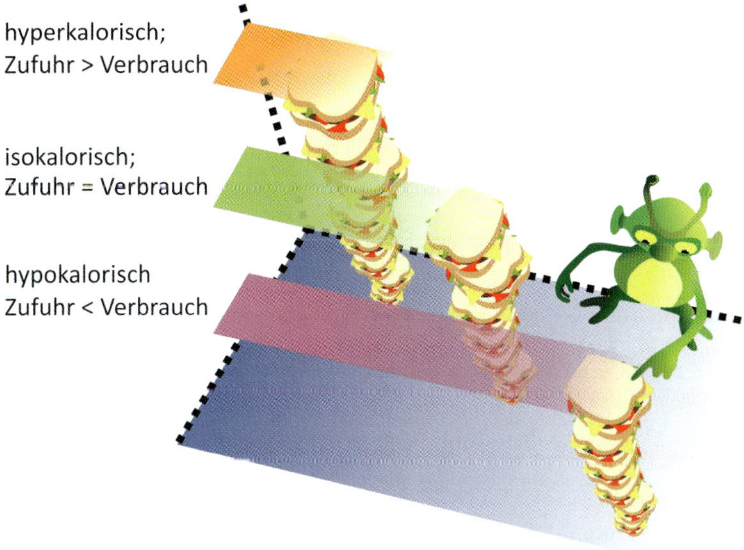

Abbildung 1: Die Energiebilanz dargestellt mithilfe von Sandwiches. Erdlinge, die mehr Energie mit dem Essen aufnehmen als notwendig, weisen eine positive Energiebilanz auf. Halten sich Energieaufnahme und -umsatz die Waage, liegt eine isokalorische Energiebilanz vor. Von einer hypokalorischen Bilanz wird gesprochen, wenn die Energiezufuhr unterhalb des Energieumsatzes liegt.

„Aha – das ist endlich mal eine bahnbrechende neue Erkenntnis!“ wirst du jetzt gelangweilt denken: „Wozu kaufe ich mir ein Buch, das gleich zu Beginn in alten Latschen daherkommt!“.

Mir ist durchaus bewusst, dass du die drei Zustände der Energiebilanz geschätzte einhunderttausend Mal gelesen und gehört hast. Sie erneut zu erwähnen, hat jedoch einen driftigen Grund: Die Energiebilanz ist und bleibt die entscheidende Größe auf deinen Körperfettanteil! Egal was du machst, es geht nur um die Energiebilanz. Ich gehe sogar noch weiter und stelle folgende Behauptung auf: Das langweilige Thema „Energiebilanz“, das du deiner Meinung nach so gut zu kennen scheinst, hast du bisher nicht wirklich verstanden und schon gar nicht im Griff!

All die Mechanismen, welche ich dir im Laufe der Kapitel vorstellen werde, sind letzten Endes nichts anderes als der bittere Kampf des Organismus um die Energiebilanz. Und es ist vor allem dein Kampf. Ein Kampf, den du bisher offensichtlich nicht gewinnen konntest.

Die unterschätzte Energiebilanz und ihre drei Zustände werden komplex durch Gene, Genpolymorphismen, Gen-Schalter, Hormone, Enzyme, Körperzusammensetzung, Schlafdauer, Psyche, Stress, Handeln, Umwelt usw. geregelt. Die Komplexität ist dermaßen hoch, dass die meisten Erdlinge selbst bei den einfachsten Maßnahmen zur Manipulation der Energiebilanz zu scheitern beginnen. Nicht umsonst steigt die Anzahl moppeliger Erdlinge auf dem blauen Planeten stetig an.

Du kennst diese Regeln und Behauptungen bestimmt: „Vollkorn ist besser zum Abnehmen als Weißmehl!", „Süßstoffe helfen beim Abnehmen!", „Obst und Gemüse helfen beim Abnehmen!", „Moderade Mengen Limonade machen nicht dick!"

Aber beherrschst du diese Regeln? Funktionieren sie bei dir? Funktionieren sie bei deinen Verwandten und Freunden? Glaubt man den Statistiken der Erdlings-Forscher, ist das offensichtlich nicht so. Aber warum? Einfacher können Regeln doch nicht sein!

Untersuchungen haben gezeigt, dass die Erdlinge die Regeln nicht korrekt anzuwenden wissen. Obst und Gemüse machen nur dann schlank, wenn im Austausch dafür andere energiereiche Lebensmittel weggelassen werden. Der durchschnittliche Erdling verputzt das Obst und Gemüse jedoch zusätzlich zu den energiereichen Lebensmitteln. Wie soll dabei eine negative Energiebilanz entstehen? Das gleiche gilt für Vollkorn und Süßstoffe. Auch Softgetränke machen nur dann dick, wenn sie im Rahmen einer positiven Energiebilanz getrunken werden. Tauschst du süßen Zucker gegen Vollkorn aus, bleibt dein Körpergewicht konstant, wenn sich keine negative Energiebilanz einstellt.

Aber genug damit. Es geht mir hier nicht um Schuldzuweisungen. So wie es dir geht, geht es auch mir und vielen anderen. Ich wollte dich nur wach rütteln, um dir zu verbildlichen, wie anspruchsvoll es ist, das Wissen um die „triviale" Energiebilanz in tatsächlich funktionierende Maßnahmen zum Abnehmen umzumünzen. Denn mit den „magischen" Kräften, die dabei ihre Macht ausspielen, ist nicht wirklich gut Kirschen essen.

2.3 Bauch, Beine, Po – es lässt dich nicht in Ruh‘

Australopithecus hieß der, der die evolutionsbiologische Brücke zwischen Affe und Mensch schlug. Der erste fossile Fund war die gute „Lucy“, eine Australopithecus-Dame, die vor zirka 3,2 Millionen Jahren lebte. Lucy und ihre Verwandten waren die Vorgänger der Ur-Erdlinge und somit auch deine. Lucy hatte auch (mindestens) einen Mann, mit dem sie sich die anfallende Arbeit teilte. Da es immer wieder zu Hungersnöten kam, verpasste die Natur dem Australopithecus eine körpereigene Batterie als Energiespeicher. Diese Batterie entsprach einem Gewebe bestehend aus großen Speicherzellen, in die bei Nahrungsüberfluss Fett eingelagert wurde. Gab es mal längere Zeit nichts zu beißen, wurde die Speicherenergie der Batterie freigesetzt und beschützte Lucy vor dem Verhungern. Daraus konnen wir bereits eine wichtige Funktion des Fettgewebes ableiten: Es schützt dich vor dem Hungertod in nahrungsknappen Zeiten und hat dadurch einen Beitrag geleistet, den Erdling zum erfolgreichsten Wesen des blauen Planeten zu machen. Dank des Fettgewebes seid ihr Erdlinge so weit gekommen, um euch in eurem Luxusdasein letzten Endes über das Fettgewebe ärgern zu können.

Allerdings musste die Natur klären, an welcher Körperregion sie die Batterien anbrachte. Denn Lucy und ihr Mann hatten neben ihrem sozialen Miteinander vor allem die Aufgabe, zur Arterhaltung beizutragen. Lucies Mann musste jagen, kämpfen und dabei viel rennen. Dicke und mit Fettgewebe schwer beladene Beine hätten dabei gestört. Anstatt leichtfüßig durch den Wald zu flitzen, wäre er auf diese Weise stampfend und schnaubend auf der Stelle getreten. Demnach erwies es sich als günstiger, die Batterie im Bauchraum einzubauen. Dort war Platz. Heute nennt man das „viszerales Fettgewebe“. Das bedeutet so viel wie Innenbauchfettgewebe. Lucies Mann sah dadurch vielen heutigen Erdlings-Männchen recht ähnlich: vorgewölbter Bauch und dünne Beine.

Lucy hingegen verbrachte ihre Zeit im Lager. Sie beseitige Reste aus der Höhle, schüttelte die Strohmatten aus, reinigte die Holzschüsseln am Fluss, sortierte Samen und sammelte Wurzeln im näheren Umkreis. Rennen musste sie dabei selten und wenn doch, dann eher gemütlich. Lucy war auch für das Austragen des Nachwuchses verantwortlich. Demnach wäre es unpraktisch gewesen, die Speicherbatterie in den Bauchraum zu bauen. Der Embryo hätte keinen Platz zum Wachsen gehabt. „Wer keinen Platz im Bauch hat und nicht schnell rennen muss, kann gut mit kräftigen Beinen leben“ dachte die Natur und verhalf Lucy zu den typisch weiblichen Rundungen an Po und Oberschenkel. Bei dieser Form der Depotbildung sammelt sich das Fettgewebe unter der Haut an, weshalb es im Fachchargon als „subkutan“

bezeichnet wird. Tritt diese Ausprägung heutzutage überdimensioniert auf, gibt es die seltsame Bezeichnung der „Reiterhosenfettsucht".

Gut. Damit war geklärt, wo das Fettgewebe als Energiedepot am bzw. im Körper für Hungerszeiten lokalisiert wurde. Allerdings musste nun noch der Umgang des Körpers mit dem Speicherfett geregelt werden. Lucy, die die Nachkommen austrug, musste sparsam mit ihren Fettspeichern umgehen. Wenn sie trächtig war und die Nahrung knapp wurde, mussten ihre Fettdepots für sie selbst und das wachsende Kind in ihrem Bauch ausreichen. Nach der Geburt musste der Mini-Australopithecus viele Monate gestillt werden. Der verschwenderische Umgang mit den Fettspeichern hätte das Leben beider unnötig gefährdet. Daher entschied sich die Natur, das Fettgewebe der Erdlings-Weibchen gegenüber sich ändernden Umweltbedingungen resistenter und stabiler zu machen. Das bemerken viele der Erdlings-Damen heute noch, da es ihnen schwer fällt, ihr Fettgewebe abzubauen. Sie trainieren, joggen, hungern, schlucken Fatburner und kaum etwas passiert. Die Erdlings-Frauen sprechen in dem Fall von „Problemzonen". Später mehr dazu.

Die Fettspeicher im Bauch von Lucys Mann hingegen mussten rasch verfügbar sein. Im Fall einer Flucht wäre es tödlich gewesen, wenn die Fettdepots ihre gespeicherte Energie der Beinmuskulatur verweigert hätten. Lucies Mann hätte Feinden oder Raubtieren nicht rechtzeitig entkommen können. Heutzutage erweist sich die rasche Freisetzung von Fett aus dem Fettgewebe bei Stress als gesundheitlicher Risikofaktor. Denn Stress haben die Herren überwiegend im Büro, bei Besprechungen, im Auto usw. Das heißt, sie bewegen sich kaum oder gar nicht, wenn der Stress auftritt. Demzufolge verbrennt die Beinmuskulatur die Fette nicht und die Fette reichern sich im Blut an. Erhöhte Blutfettwerte führen im Laufe der Jahre zu Diabetes mellitus Typ 2, Blutgefäßverkalkung, Hirnschlag und Herzinfarkt. Aber auch dazu später noch Weiteres.

2.4 Apfel versus Birne: krank durch Innenbauchfett

Nicht jeder Erdlings-Mann erleidet tatsächlich einen Herzinfarkt oder bekommt Diabetes mellitus Typ 2 von seinem Bäuchlein. Erst wenn das Bauchfett eine gewisse Masse erreicht hat, wird es gefährlich. Wie hoch das Risiko für Diabetes und Herzinfarkt liegt, lässt sich mithilfe einer einfachen Berechnung bestimmen. Dazu wird der Bauchumfang (Taillenumfang) durch den Hüftumfang dividiert. Die Messung des Bauchumfangs erfolgt in Höhe des Bauchnabels. Die Messung des Hüftumfangs erfolgt an der breitesten Stelle um das Gesäß. Das Ergebnis ist der so genannte „Taille-Hüft-Quotient", abgekürzt THQ. Beträgt der THQ beim Mann mehr als 1 spricht man vom „Apfeltyp“. Beim Apfeltyp ist das Risiko, Diabetiker zu werden oder einen Herzinfarkt zu bekommen, vergleichsweise hoch ausgeprägt. Unterhalb eines THQ von 1 spricht man vom „Birnentyp“. Der Birnentyp ist gesundheitlich weniger dramatisch zu bewerten.

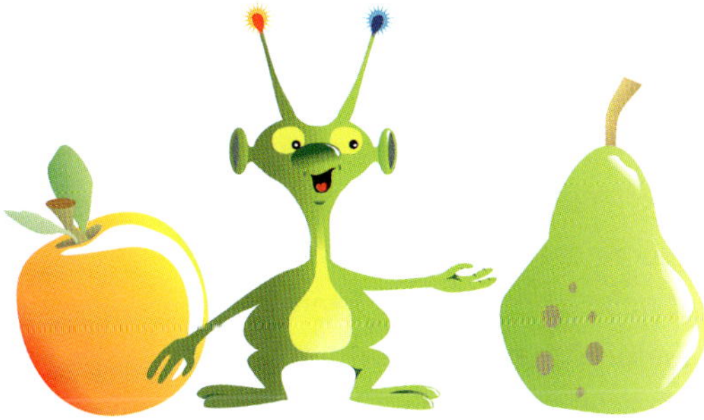

Selbstverständlich können auch die Erdlings-Weibchen gesundheitsgefährliches Bauchfettgewebe aufbauen. Die Vergleichswerte bei der THQ-Bestimmung sind zudem strenger als beim Erdlings-Mann. Bereits ab einem THQ von 0,85 gehören Erdlings-Frauen zum Apfeltyp.

Tabelle 1: Die THQ-Referenzwerte und Bezeichnung der Fettverteilung

Bezeichnung	Taille-Hüft-Quotient	Bezeichnung
Erdlings-Weibchen		
Birnenform	< 0,85 >	Apfelform
Erdlings-Männchen		
Birnenform	< 1 >	Apfelform

Die Bewertung des Gesundheitsrisikos mithilfe der THQ-Bestimmung hat jedoch einen Haken. Denn würden der Umfang von Gesäß und Bauch gleichmäßig anwachsen, bliebe deren Verhältnis zueinander immer gleich. Eine berechnete „Birne“ bliebe demnach immer eine „Birne“, egal wie viel Bauchfettmasse tatsächlich vorhanden wäre. In dem Fall wäre Herzgesundheit eine einfache Sache: Den Hintern dick und rund mästen, so dass dessen Umfang immer deutlich den Bauchumfang überschreitet.

Klar, so einfach ist es nicht. Neben dem THQ muss es demnach eine weitere Richtgröße geben. Dazu wird der Bauchumfang als alleiniger Wert betrachtet. Erdlings-Männer dürfen dabei nicht mehr als 102 cm, Erdlings-Frauen nicht mehr als 88 cm

Bauchumfang aufweisen. Liegt der Bauchumfang über diesen Werten, kannst du dir die Bestimmung des THQ ersparen. Denn das Bauchfettgewebe ist in dem Fall übermäßig entwickelt.

Moment! Nicht das du denkst, von dieser Problematik wären nur die moppeligen Erdlinge betroffen. Nein, nein! Auch normalgewichtige und schlanke Erdlinge können im Bauchraum verfettet sein. Das gilt für beide Geschlechter. Sogar Models und Fitness-Chicas in den Fitnessstudios bleiben davon nicht verschont. Dünn zu sein, heißt nicht automatisch, nur aus Knochen, Organen und straffen Muskeln zu bestehen! Denn Dünne können bei vergleichsweise geringer Muskelmasseausprägung ebenfalls viel Fettgewebe aufbauen. Es kann schon erschreckend sein, wenn sich solch eine selbstverliebte Fitnessdame entblößt. Unter den schicken Markenklamotten kommt dann ein Skelett mit darüber hängenden Hautlappen und eingefallenem Po zum Vorschein. Schön sieht anders aus!

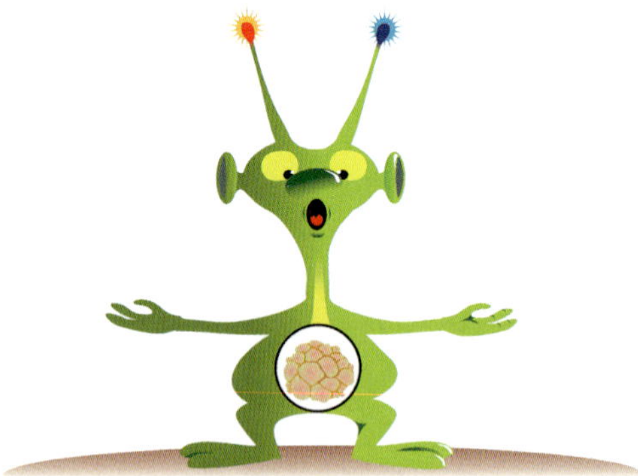

2.5 Ein alter Hut, den keiner mehr tragen möchte: der Body Mass Index

Untergewichtige, übergewichtige und adipöse Erdlinge neigen verstärkt dazu, bestimmte Erkrankungen zu entwickeln und vorzeitig zu sterben. Am gesündesten scheinen demnach die Normalgewichtigen zu sein. Ob ein Erdling untergewichtig, normalgewichtig, übergewichtig oder adipös ist, wird gewöhnlich anhand der Berechnung des Body Mass Index (BMI) ermittelt.

Die Berechnung des BMI erfolgt, indem das Körpergewicht in Kilogramm durch das Quadrat der Körpergröße in Metern geteilt wird (siehe Formel in Tabelle 2). Der berechnete BMI-Wert kann anschließend mit Referenzwerten verglichen werden (siehe Tabelle 3).

Tabelle 2: Bestimmung des Body Mass Index (BMI)

Formel Body Mass Index
$$\text{BMI} = \frac{\text{Körpergewicht (kg)}}{\text{Körpergröße (m) zum Quadrat}}$$

Tabelle 3: Referenzwerte Body Mass Index (BMI)

BMI	Bewertung
< 18,5	**Untergewicht** = Du bist zu leicht, so wie eine Bohnenstange, die sich im Wind biegt.
18,5 – 24,9	**Normalgewicht** = Du bist perfekt - vorausgesetzt, auch dein Bauchansatz ist normal.
25,0 – 29,9	**Übergewicht** = Du bist ein moderates Moppelchen! Es ist nicht zu übersehen: Hier gehöre ich dazu...
30,0-34,9	**Adipositas Stufe 1** = Bei den schweren Erdlingen gehörst du zu den leichtesten. Was es allerdings nicht besser macht.
35,0-39,9	**Adipositas Stufe 2** = Bei den schweren Erdlingen bist du im mittleren Bereich zu finden.
> 40	**Adipositas Stufe 3** = Du gehörst zur absoluten Spitze der schweren Jungs und Mädels: You're a heavy weight champion!

Auf Ebene der Erdbevölkerung ist der BMI eine wichtige Größe zur Bewertung der Gesundheit. Da die meisten übergewichtigen und adipösen Erdlinge zu viel Fettgewebe entwickelt haben, ist es logisch, dass ein zu hoher BMI gleichzeitig für ein hohes Erkrankungsrisiko steht. Wenn es allerdings darum geht, einen Erdling hinsichtlich seines individuellen Erkrankungsrisikos zu bewerten, ist der BMI nicht ausreichend geeignet. Denn beim BMI werden die Körperzusammensetzung und damit der Körperfettanteil nicht beachtet. Übergewichtige und Adipöse, die einen normalen Körperfettanteil besitzen (die „mageren Moppel“), sind nicht vergleichbar mit Übergewichtigen und Adipösen, die einen übermäßigen Körperfettanteil besitzen. Zu den mageren Moppeln gehören hauptsächlich SportlerInnen, KraftsportlerInnen und BodybuilderInnen.

Die Wissenschaftler Wallner-Liebmann et al. (2013) haben dazu interessante Untersuchungsergebnisse veröffentlicht. Sie verglichen 25-jährige SportlerInnen mit Nicht-SportlerInnen hinsichtlich deren BMI und Körperfettanteil. Bei den männlichen Erdlingen war der BMI in beiden Gruppen gleich. Allerdings war das Unterhautfettgewebe der sportlichen Erdlinge um 50 % geringer ausgeprägt. Bei den weiblichen Erdlingen war der BMI bei den Sportlerinnen größer. Aber das Unterhautfettgewebe erwies sich gute 35 % weniger stark entwickelt als bei den Nicht-Sportlerinnen!

Zur Einschätzung deines individuellen Risikos solltest du neben dem BMI unbedingt deinen Körperfettanteil bestimmen lassen. Wenn du als männlicher Erdling mehr als 20 % und als weiblicher Erdling mehr als 30 % Körperfett besitzt und zudem eine Apfelform aufweist, gehörst du leider zu den Erdlingen mit einem sehr hohen Risiko für Herz-Kreislauf-Erkrankungen, Diabetes, Krebs usw.

2.6 Ach herrje: Hypertroph oder hyperplastisch?

Das Fettgewebe lässt sich nicht nur entsprechend seiner Verteilung im bzw. am Körper klassifizieren. Es bestehen weiterhin Unterschiede in der zellulären Beschaffenheit. Betrachten wir das Fettgewebe unter einem Mikroskop, können wir große und kleine Fettzellen erkennen. Dabei kann sich das Bild unter dem Mikroskop ändern, wenn du dein Fettgewebe vom Bauch mit dem von Po und Oberschenkel vergleichst. Würden wir alle diese Zellen mehrere Wochen beobachten, könnten wir sehen, dass einige von ihnen immer größer werden, während andere nicht wachsen, aber ständig neue Zellen dazukommen. Bei anderen Erdlingen in deiner Familie können das Verhältnis und die Anzahl von großen und kleinen Fettzellen wiederum vollkommen anders sein als bei dir.

Wichtig ist diese Beobachtung, wenn es um das Zunehmen und Abnehmen geht. Denn in Abhängigkeit davon, welcher Fettzelltyp bei einem Erdling vorliegt, lässt sich ungefähr abschätzen, ob der Körperfettaufbau und -abbau rasch oder eher schleppend ablaufen werden.

Von einem hypertrophen Typus wird gesprochen, wenn die Größe der Fettzellen zunimmt, aber die Anzahl der Zellen gleich bleibt. Erdlinge, die das betrifft, nehmen vergleichsweise langsam zu, bauen moderate Fettgewebemengen auf und nehmen auch eher langsam ab. Die haben vergleichsweise wenige Probleme mit dem Hüftgold. Vom hyperplastischen Typus sprechen die Erdlings-Fachleute, wenn die Größe der Fettzellen konstant bleibt, aber deren Anzahl ständig zunimmt. Solche Erdlinge nehmen rasch zu und bauen viel Fettmasse auf. Beim Hungern nehmen sie schnell und viel ab, erfahren anschließend jedoch einen heftigen Jojo-Effekt. Daneben besteht eine dritte Form, die des gemischt hypertroph-hyperplastischen Typus. Hier steigen sowohl die Anzahl als auch die Größe der Fettzellen ständig an. Das gilt dann leider auch für das Körpergewicht bzw. den Körperfettanteil. Beim gemischten Typus wächst das Fettgewebe besonders schnell. Massiven Gewichtsverlusten folgen zudem besonders ausgeprägte Jojo-Effekte. Erdlinge, die davon betroffen sind, brauchen keine weiteren Feinde.

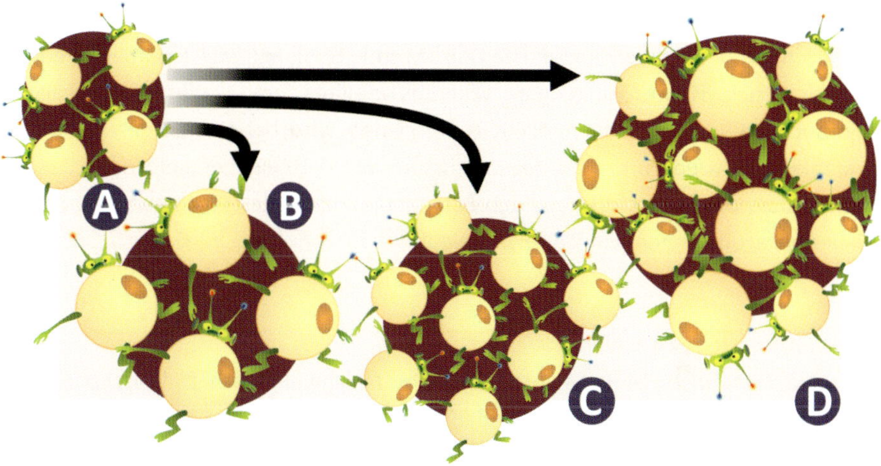

Abbildung 2: Stell dir vor, ich wäre eine Fettzelle in deinem Körper. Vermeidest du die überhöhte Aufnahme von Energie mit der Nahrung, bilde ich ein normal ausgeprägtes Fettgewebe aus (A). Isst du jedoch zuviel, beginne ich zu wachsen. Wenn ich dabei keine neuen Fettzellen bilden darf, werde ich einfach größer (B). Darf ich jedoch nicht in der Größe zunehmen, vermehre ich mich (C). Aber wenn möglich, vermehre ich mich und nehme in der Größe zu (D).

2.7 Schwere Geschütze: Fettzellen greifen an!

Das Dasein der Fettzellen beschränkt sich nicht allein darauf, Fett zu speichern. Fettzellen greifen auch in den Stoffwechsel ein. Dazu bilden sie Hormone, hormonähnliche Stoffe und Enzyme, die sie ins Blut abgeben. Zusammengefasst werden diese Stoffe unter der Bezeichnung „Adipokine" bzw. „Adipozytokine". Mit dem Blut erfolgt die Verteilung dieser Botenstoffe im Körper. Angekommen an anderen Geweben und Organen beeinflussen sie deren Arbeit und Funktionalität.

Verändern sich das Fettgewebe und die Fettzellen, verändert sich auch die Bildung der Adipokine und deren Einfluss auf andere Gewebe und Organe. Im Fall des übermäßigen Wachstums von Fettgewebe und Fettzellen verschiebt sich die Produktion der Adipokine in eine für die Gesundheit ungünstige Richtung. Denn die Fettzellen produzieren nun verstärkt „böse" Botenstoffe, während sich die Bildung „guter" Botenstoffe vermindert. Geschädigt werden kann dadurch der gesamte Erdlings-

Organismus. Das ist wie mit Politikern: Bekommen die zu viel Macht, interessieren sie sich nicht mehr für das reibungslose Funktionieren der Gesellschaft und agieren nur noch im eigenen Interesse. Logisch, dass das irgendwann schief geht!

Typische Folgen sind zum Beispiel die Störung der Zuckeraufnahme der Muskelzellen, die Verschlechterung der Sättigungswahrnehmung nach dem Essen und die Förderung von entzündlichen Prozessen. Mittel- bis langfristig resultieren daraus Bluthochdruck, Hauterkrankungen, Diabetes mellitus Typ 2, Blutgefäßverkalkung und auch Krebserkrankungen. Nicht zu vergessen wird bei einigen der benannten Erkrankungen wiederum auch das Wachstum des Fettgewebes gefördert. Das bedeutet, dass die Botenstoffe aus den Fettzellen indirekt das Wachstum des Fettgewebes anregen können. Ein Teufelskreislauf!

2.8 Welch nettes Fettgewebe!

Hüftgold, Schwimmring, Presswurst, Lebensmittelschwangerschaft, Waschbärbauch, Waschtrommel, Obelixhose, Fettschürze usw. Es gibt zahlreiche Begriffe, mit denen das Fettgewebe bzw. seine optischen Erscheinungen mal lustig, mal fachlich und mal spottend betitelt werden. Allerdings ist es ganz und gar nicht richtig, das Fettgewebe als Buhmann abzukanzeln. Wie du bereits lesen konntest, hat es den prähistorischen Erdlings-Vorfahren das Überleben in der Hungersnot ermöglicht. Insbesondere schwangere und stillende Erdlings-Weibchen haben seit Jahrmillionen davon profitieren können. Daneben gibt es weitere Aufgaben, die das Fettgewebe erfüllt, um dein Leben sicherer und angenehmer zu machen.

Der Speck unter der Haut und um die Organe herum wirkt isolierend. Dadurch verliert der Körper weniger Wärme über seine Oberfläche. In der kalten Jahreszeit frierst du daher weniger stark. Die Speckschicht ist zugleich ein Puffer vor mechanischer Belastung. Wer auf einen gut gepolsterten Hintern fällt, fällt weicher und bricht sich nicht so schnell die Knochen. Nicht vergessen dürfen wir die guten Botenstoffe (Adipokine) aus den Fettzellen, die auf diversen Wegen dazu beitragen, die Funktionalität des Stoffwechsels aufrechtzuerhalten. Somit leistet das Fettgewebe auch einen Beitrag zur Vorbeugung einiger Zivilisationserkrankungen. Wenn zu wenig Fettgewebe vorhanden ist, bleibt bei Erdlings-Frauen der Knochen weich und Erdlings-Senioren verabschieden sich zeitiger von dieser Welt.

Also zolle dem Fettgewebe den entsprechenden Respekt! Das heißt auch: Bleibe realistisch bei deinen Zielen! Das Fettgewebe ist wichtig und sollte bei Erdlings-Weibchen nicht weniger als 15 % und bei Erdlings-Männchen nicht weniger als 4 %

betragen. Jetzt musst du lachen: Schön wäre es, wenn man sich mit solch einem Luxusproblem „herumärgen“ dürfte. Denn selbst die 15 % Körperfettanteil sind für dich ein Traum. Stimmt's oder habe ich Recht?

2.9 Die „Staubsauger“: Fettzellen reinigen das Blut

Nach dem Essen steigt der Spiegel an Zucker und Fett im Blut an. Bei Erdlingen, die zu viel essen und das ständig, ist demnach häufig zu viel Fett und Zucker im Blut zu finden. Gesundheitlich ist das problematisch. Denn zu viel aufgenommene Zucker und Fette zerstören die Blutgefäße, indem sie sich darin ablagern. Daraus resultiert zum Beispiel die Gefäßverkalkung (Arteriosklerose). Ist das Gefäß vollständig verstopft, können keine Nährstoffe und kein Sauerstoff mehr hindurch transportiert werden. Das betroffene Gewebe um das Gefäß herum stirbt ab. Je nachdem, welche Gefäße verstopft sind, drohen Herzinfarkt, Hirnschlag, Erblindung, Amputation von Gliedmaßen oder Nierenversagen.

Das Fettgewebe mit seiner fast unbegrenzten Lagerkapazität hilft dem Blut, die anfallenden Fett- und Zuckermassen loszuwerden. Dazu nehmen die Fettzellen den Zucker und das Fett auf und senken deren Konzentration im Blut. Die Ablagerungen in den Blutgefäßen und deren Verstopfung lässt sich auf diese Weise vermindern bzw. hemmen. Ja klar, das Fettgewebe wächst dadurch und wird mehr und mehr. Aber lebensgefährliche Blutgefäßveränderungen hilft es hinauszuzögern. Demnach muss es heißen: „Danke, liebes Fettgewebe, dass du mir geholfen hast, mein Leben zu verlängern!“.

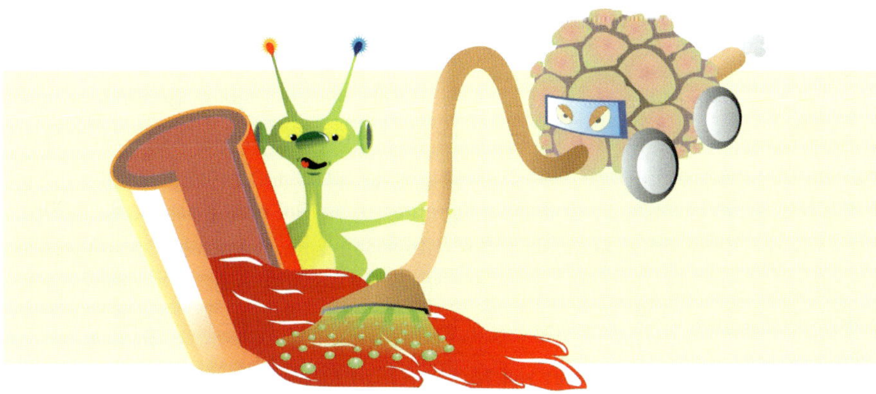

Der „Schalter“ für die Staubsaugerfunktion der Fettzellen ist das Hormon Insulin. Insulin stimuliert die Fettzellen, ihre Zucker- und Fettaufnahmemechanismen zu aktivieren. Bisher hast du das Insulin wahrscheinlich nur als das „Monsterhormon" in den Medien vorgestellt bekommen, das dich moppelig macht. So einfach ist es mit der (Ab)Wertung aber nicht. Diabetiker zum Beispiel, denen das Insulin fehlt, neigen dazu, sehr hohe Zucker- und Fettspiegel im Blut auszuprägen. Ohne Insulin üben die Fettzellen ihre Staubsaugerfunktion nicht aus. Es bilden sich rasch Fettablagerungen und die Gefäße verstopfen. Die betroffenen Diabetiker sterben bereits zeitig durch Herzinfarkt.

2.10 Wann sich ein paar Kilo mehr bezahlt machen

Das optimale Körpergewicht scheint sich im BMI-Bereich zwischen Normalgewicht und Übergewicht zu befinden. Erdlinge in diesem Gewichtsbereich sind statistisch gesehen am wenigsten von Erkrankungen betroffen. Zudem weisen sie eine vergleichsweise hohe Lebenserwartung auf. Interessant ist dabei, dass Übergewichtige (die „moderaten Dickerchen" wie ich), die körperlich fit sind (Bin ich!), die höchste Lebenserwartung genießen dürfen (Super!). Ein paar Kilo zu viel und regelmäßiger Sport stellen demnach eine gute Voraussetzung dar, den blauen Planeten möglichst langzeitig erleben zu dürfen.

Im letzten Lebensdrittel bauen Erdlinge stark ab. Die Pfunde purzeln in diesem letzten Lebensabschnitt von allein. Weder Sport noch Diäten sind dazu notwendig. Nein, mit gesundem Abnehmen hat das nichts zu tun. Das ist der Altersverschleiß. Irgendwann ist so viel Fett-, Muskel-, Skelett- und Organmasse verloren gegangen, dass der Erdlings-Körper nicht mehr funktionieren will. Dann ist es an der Zeit, lebewohl zu sagen und zu denen zu gehen, die sich nicht mehr über die Speckröllchen an den Hüften beschweren.

Der Zeitpunkt des Eintritts des unumkehrbaren vollständigen Funktionsverlustes lässt sich jedoch verzögern. Hilfreich ist es diesbezüglich, ein paar Kilo mehr auf den Rippen zu haben. Dem altersbedingten Gewebeverlust kann dadurch mehr Substanz entgegen gesetzt werden. Am besten haben es dabei die richtig schweren Erdlinge, die zudem rundherum gesund sind. Die haben dem Altersverschleiß besonders viel Verschleißmaterial zu bieten. Es ist wie bei einer Autobremse: Dicke Bremsbeläge halten länger als dünne.

Du wunderst dich? Ja, das gibt es! Nicht wenige Schwerst-Erdlinge kommen vollkommen gesund und unbeschadet durch die ersten beiden Lebensdrittel. Trotz übermäßigen Fettgewebes sind die nicht von Bluthochdruck, Blutgefäßverkalkung, Diabetes, Krebs oder Herzinfarkt betroffen. Im letzten Lebensdrittel können die sich auf gut gefüllten Batterien ausruhen und entspannt ein langes Leben genießen. Dabei lachen sie über die bereits nicht mehr anwesenden schicken Dünnen, von denen sie früher wegen ihrer Fülle gehänselt wurden.

Jetzt habe ich einen Tipp an die Erdlings-Männchen: Wie lange ihr mit euren Erdlings-Weibchen zusammen sein wollt bzw. könnt, ist unter anderem von deren Körpergewicht und Körperfettanteil abhängig. Zu dünne, leichte und zu magere Weibchen verschleißen vergleichsweise zeitig. Im Alter von vierzig weißt deren Körper bereits einen Verschleiß auf, wie er gewöhnlich erst mit fünfundfünfzig Jahren zu beobachten ist. Diese Damen sind eher für Beziehungen im ersten Lebensdrittel geeignet. Danach kann deren Gesundheit drastisch nachlassen. Soll die Partnerin auch in den beiden folgenden Lebensdritteln noch fit sein, sind ein paar Kilogramm mehr Muskeln und Fett von Vorteil.

Woran das liegt, ist schnell erklärt: Im Fettgewebe befindet sich das Enzym „Aromatase". Es ist an der Bildung des weiblichen Geschlechtshormones Östrogen beteiligt. Das Östrogen weist vielfältige Funktionen im Körper auf. Es begünstigt unter anderem den Knochenaufbau sowie beeinflusst die Körperzusammensetzung, Körperform und das Fortpflanzungspotenzial. Bei zu geringem Körperfettanteil ist zu wenig vom Enzym Aromatase vorhanden und dementsprechend ist auch der Östrogenspiegel viel zu niedrig. Die gesamte Weiblichkeit und Gesundheit der Erdlings-Damen leidet darunter. Als erstes erkennbares Problem treten Knochenschäden auf. Das Risiko, Osteoporose (Knochenschwund) zu entwickeln, ist dabei deutlich erhöht. Die Schultern hängen, die Wirbelsäule verkrümmt sich und die Beine formen sich zum X oder O. Da mit dem Schrumpfen der Wirbelsäule die Rippen immer stärker nach unten hängen, bildet die Haut eine wellenförmige Struktur wie bei einem Nadelbaum. Das ganze wird daher als Tannenbaum-Phänomen bezeichnet.

Einige junge erwachsene Leistungssportlerinnen in den Ausdauer- und Leichtathletiksportarten neigen dazu, ein zu leichtes Gewicht bei zu niedrigem Körperfettanteil zu entwickeln. Übertriebener Schlankheitswahn, unzureichende Energiezufuhr mit dem Essen und der sportbedingt hohe Energieverbrauch verursachen und verschärfen diese Situation. Wie beschrieben, sinkt dadurch der Östrogenspiegel im Körper ab. Infolge dessen bleibt die Monatsblutung aus und die Knochen können sich nicht gesund entwickeln. Die Knochen bleiben weich, weil nicht genügend Kalzium und andere Mineralstoffe eingelagert werden. Bezeichnet wird diese Symptomatik als „female athletes triade". Ist die aktive Sportlerlaufbahn mit dreißig oder fünfundreißig Jahren beendet, erhält das Fettgewebe seine Chance, zu wachsen. Dem Knochen nutzt das allerdings nicht mehr viel. Denn der Aufbau des Knochens bei Erdlingen ist im Alter von zirka dreißig Jahren abgeschlossen. Danach überwiegen bereits die knochenabbauenden Prozesse. Die Ex-Sportlerin hat damit ein Problem: Sie kommt mit bereits zu schwachen und weichen Knochen in die Phase des altersbedingten Knochenabbaus. Es lässt sich leicht nachvollziehen, dass in solch einer Situation die Osteoporose hausgemacht ist. Zudem gibt es Hinweise darauf, dass Untergewicht und ein zu niedriger Körperfettanteil das Risiko für Lungenkrebs erhöhen.

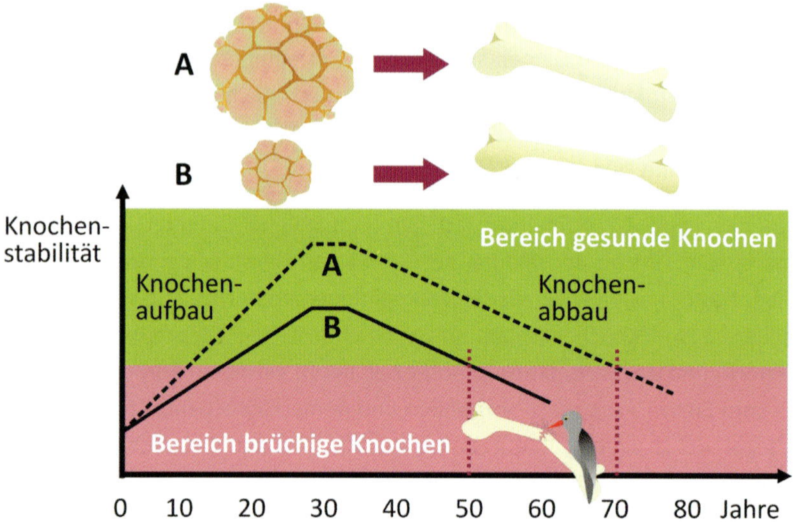

Abbildung 3: Der Knochen wird bis zum dreißigsten Lebensjahr aufgebaut und nimmt dabei an Stabilität zu. Danach geht es bergab. Die Knochenstabilität bei Erdlings-Frauen ist unter anderem vom Fettgewebe abhängig. A) Bei gut ausgeprägtem Fettgewebe sind auch die Knochen fest und stabil. Der Knochen befindet sich daher bis ins hohe Alter im „grünen“ Bereich. Im Beispiel wird der Knochenschwund ab dem siebzigsten Lebensjahr kritisch. B) Untergewichtigkeit und geringes Fettgewebe bedingen dünne und weiche Knochen. Kommt dazu der altersbedingte Knochenabbau, nimmt die Knochenstabilität rasch ab. Die Betroffenen neigen bereits im zeitigen Alter zu verstärkter Knochenbrüchigkeit, wie hier im Beispiel mit fünfzig Jahren.

Es gibt Erdlinge, die haben von Natur aus einen niedrigen Körperfettanteil. Die müssen sich nicht großartig anstrengen, diesen Status zu erhalten. Es gibt aber auch genügend Erdlinge, die ihren niedrigen Körperfettanteil dem Dauerhunger und übertriebenen Sport zu „verdanken“ haben. Dadurch können Versorgungslücken an lebensnotwendigen Nährstoffen entstehen. Logisch, dass der damit bedingte niedrige Körperfettanteil mit diversen Nährstoffmangelerkrankungen in Verbindung steht.

Die Liste möglicher Erkrankungen, die parallel zu einem niedrigen Körperfettanteil auftreten können, ließe sich dann faktisch beliebig fortsetzen.

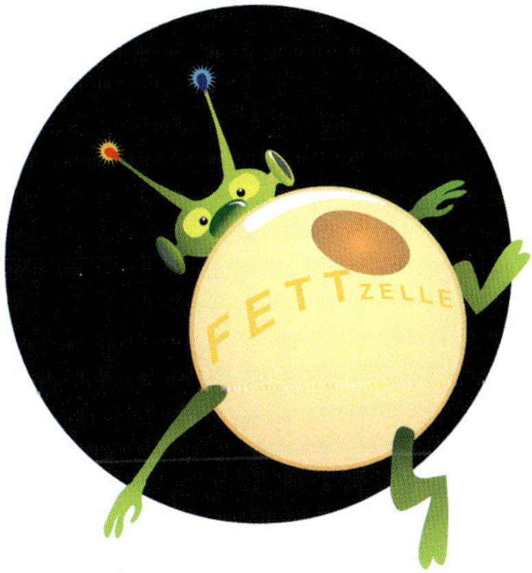

2.11 Wenn es kalt ist, wird geheizt: Beige und braune Fettzellen

Der Speckrand am Schinken und am Eisbein (Spitzbein) ist weißlich-gelb gefärbt. Aber auch Butter, Schmalz und Talg erscheinen uns in diesem Farbton. Das liegt daran, dass gewöhnliches Speicherfett eine weißliche Färbung besitzt. Der gelbliche Farbstich wird durch andere Stoffe verursacht, die im Fett eingelagert werden. Dazu gehören zum Beispiel fettlösliche Vitamine und pflanzliche Farbstoffe.

Die Farbe des Fettes bestimmt letztlich die Färbung der Fettzellen und des Fettgewebes. Das gewöhnliche Fettgewebe unter der Haut und im Bauchbereich wird daher auch als weißes Fettgewebe bezeichnet. So ist es beim Erdling und bei vielen Tieren.

Neben dem weißen, gibt es das so genannte braune Fettgewebe. In den Zellen des braunen Fettgewebes befindet sich ebenfalls gewöhnliches Speicherfett, wodurch die Zellen auch weißlich-gelb erscheinen müssten. Allerdings sind braune Fettzellen anders aufgebaut als weiße Fettzellen. Braune Fettzellen besitzen eine große Anzahl an Mitochondrien. Mitochondrien sind kleine ovale Gebilde in den Zellen und sie dienen der Fettverbrennung. Sie sind von bräunlich-dunkler Farbe. Je mehr Mitochondrien eine Fettzelle enthält, desto stärker kommt der Braunton zur Geltung.

Die braunen Fettzellen dienen der Wärmeproduktion. Als Brennstoff nutzen sie Fett. Je mehr braunes Fettgewebe ein Erdling aufweist, desto mehr Fett kann er in einem bestimmten Zeitraum verbrennen und desto mehr Wärme fällt an. Das Nahrungsfett, das dabei verbrannt wird, kann nicht bzw. braucht nicht in den Speckröllchen an Bauch, Hüfte und Po gespeichert werden. Das macht Sinn: Wenn sich der Körper durch Fettverbrennung ausreichend warm hält, braucht er keine dicke, isolierende Fettschicht unter der Haut, welche vor dem Wärmeverlust über die Körperoberfläche schützt.

Da die Mitochondrien der braunen Fettzellen ständig große Mengen Fett verfeuern, ist der dazu nötige „Brennstoff" nahe um sie herum gelagert. Das spart den zeit- und energieaufwendigen Antransport von Fett aus dem weiter entfernten weißen Fettgewebe. Diesbezüglich vergleiche ich die braune Fettzelle gerne mit einer alten Dampflock mit Kohletender: In der Lock befindet sich der Ofen (die Mitochondrien), der mit Kohle (dem Fett) gefeuert wird. Ofen und Brennstofflager befinden sich nah beieinander, damit der Ofen nicht ausgeht. Stell dir vor, Ofen und Brennstofflager befänden sich weit voneinander entfernt. Vorn in der Lock wäre der Ofen und im letzten Wagon des Zuges würde die Kohle gelagert sein. In dem Fall müsste die Kohle in Eimern durch alle Wagons bis hin zur Lock getragen werden. Dadurch bestände die Gefahr, der Ofen ginge aus, wenn nicht rechtzeitig ein Träger mit dem Kohleeimer käme.

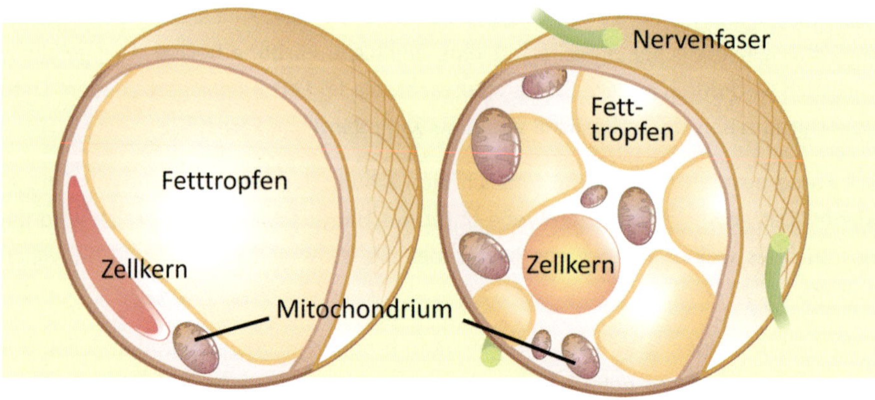

Abbildung 4: Links im Bild befindet sich eine weiße Fettzelle. Sie besteht zum größten Teil aus Speicherfett. Mitochondrien, die Orte der Fettverbrennung sind kaum enthalten. Rechts im Bild ist eine braune Fettzelle dargestellt. Deutlich zu sehen ist der hohe Gehalt an Mitochondrien, welche die Zelle dunkler gefärbt erscheinen lässt. Das Speicherfett ist auf mehrere Fetttropfen verteilt, eingelagert.

Tiere, die Winterschlaf halten, besitzen viel braunes Fettgewebe. Die Wärmebildung verhindert, dass die Tiere bei eisigen Temperaturen im Schlaf erfrieren. Auch die Babies der Erdlinge besitzen nennenswerte Mengen braunen Fettgewebes. Es befindet sich hauptsächlich im Rückenbereich zwischen den Schulterblättern um die Wirbelsäule herum. Es schützt die Mini-Erdlinge vor Unterkühlung. Im Körper eines durchschnittlichen erwachsenen Erdlings befindet sich hingegen kaum noch braunes Fettgewebe bzw. nur noch inaktive Reste. Wozu auch, denn dicke Hautspeckpolster, warme Kleidung und beheizte Räume machen das braune Fettgewebe überflüssig.

Anders ist es bei Erdlingen, die regelmäßig trainieren und überheizte Räume meiden. Bei denen kann auch im Erwachsenenalter noch aktives braunes Fettgewebe in nennenswerten Mengen vorhanden sein. Es hilft ihnen nicht nur bei der Aufrechterhaltung der Körpertemperatur, sondern auch bei der Regelung des Körperfettanteils. Denn braunes Fettgewebe verbrennt rund um die Uhr Fett, auch in Ruhe und auch in der Nacht - also auch dann, wenn nicht trainiert wird.

Demnach ist es nicht korrekt zu meinen, eine schlanke Figur käme ausschließlich vom Sport. Klar, beim Sport wird verstärkt Energie verbraucht, so dass das weiße Fettgewebe hinsichtlich seiner Masse begrenzt bleibt. Aber auch das braune Fettgewebe trägt einen wesentlichen Anteil dazu bei, dass sich das weiße Fettgewebe nicht beliebig in alle Himmelsrichtungen ausbreitet. Erdlinge, die viel braunes Fettgewebe besitzen und zudem trainieren, verbrennen mehr Fett, als Erdlinge, die genauso trainieren, aber nur wenig braunes Fettgewebe ihr eigen nennen dürfen. Ähnlich verhält es sich beim Zunehmen und beim Abnehmen: Erdlinge mit gut ausgeprägtem braunen Fettgewebe nehmen bei übermäßigem Essen weniger schnell zu, bzw. nehmen bei einer Hungerkur rascher ab.

Lange Zeit dachten Erdlings-Forscher, dass einmal verlorengegangenes braunes Fettgewebe nicht wieder aufzubauen ist. Neuere Untersuchungen zeichnen jedoch ein optimistischeres Bild ab. Unter Kälteeinwirkung wird wieder nennenswert braunes Fettgewebe aufgebaut bzw. Restbestände werden aktiviert. Erdlinge, welche die Heizung ihrer Behausung im Winter drosseln, können somit wieder zu aktivem braunem Fettgewebe gelangen. Es genügt bereits, die Raumtemperatur von 24 °C auf 19 °C abzusenken.

Am besten ist es demnach, von klein auf sportlich aktiv zu sein und die Heizung in der kalten Jahreszeit möglichst wenig aufzudrehen. Das trägt auch zum gewünschten „schnellen" Stoffwechsel bei. Na dann, viel Spaß beim Frieren!

Die braunen Fettzellen verbrennen neben Fett auch Zucker, wenn dieser in großen Mengen zur Verfügung steht. Das könnte Diabetikern helfen, ihr zuckersüßes Blut vom reichlichen Zucker zu befreien und das Fortschreiten der Erkrankung zu stoppen.

Eine echte braune Fettzelle muss „geboren“ werden. Dazu animiert der Körper bestimmte Stammzellen im Knochenmark, die noch nicht so recht wissen, was sie werden wollen, eine Karriere als braune Fettzelle anzustreben. Aus der Stammzelle entwickelt sich somit eine braune Fettzelle, die fleißig ihre Aufgabe erfüllen wird. Eine andere Möglichkeit besteht darin, eine bereits bestehende weiße Fettzelle zu bekehren. „Hey du!“ sagt der Körper dann zu der weißen Fettzelle, „warum siehst du so blaß und kalt aus? Möchtest du nicht knusprig braun und ein kleines heißes Ding sein? Dann versuche es doch mit etwas Farbe im Gesicht!“. Bei Kälte beginnt die weiße Zelle damit, neue und zusätzliche Mitochondrien zu bilden, um sich an der Wärmebildung zu beteiligen. Damit einhergehend verändert sie ihre Farbe von weißlich-gelb zu gelblich-braun. Die Erdlings-Forscher bezeichnen solche Fettzellen daher als „beige“ Fettzellen. Beige Fettzellen stellen eine Übergangsform zwischen weißen und braunen Fettzellen dar. Das tolle daran: Die sich transformierenden weißen Fettzellen beginnen von selbst damit, ihr eingelagertes Fett zu verfeuern.

Neben Kälte und sportlicher Betätigung wird die Bildung von braunen Fettzellen und Mitochondrien durch bestimmte Ernährungsformen, Lebensmittelinhaltsstoffe und Wirkstoffe beeinflusst. Daher sind Ernährungswissenschaftler, Mediziner und Pharmakologen des blauen Planeten eifrig auf der Suche nach perfekten Ernährungsstrategien und effektiven Medikamenten, welche die Bildung brauner Fettzellen begünstigen sollen. Wer die Lösung gefunden hat, macht das Rennen. Dann klingelt es mächtig gewaltig im Geldbeutel. Denn allein von den achtzig Millionen deutschen Erdlingen sind sechzig Prozent übergewichtig und adipös. Die meisten dieser Erdlinge sind jedoch nicht freiwillig moppelig und würden fürs erfolgreiche Abnehmen gerne ein paar Scheine und Münzen investieren. Was für eine riesige Zielgruppe!

Mittlerweile wurde ein vierter Farbtyp bei Fettzellen entdeckt. Die so genannten „pinken“ Fettzellen. Pinke Fettzellen entstehen wie die beigen Zellen aus den weißen Fettzellen. Zu deren Bedeutung weiß man nur so viel, dass sie vor allem in der Schwangerschaft und Stillzeit gebildet werden und an der Milchbildung beteiligt sind.

Noch eine Anmerkung zum Schluß: Fett wird nicht verbrannt, um es dabei in Wärme umzuwandeln. Das geht biochemisch nicht. Bei der Fettverbrennung entstehen ausschließlich Kohlendioxid und Wasser. Vielmehr wird parallel zur Fettverbrennung der Prozess der Wärmbildung gefördert. Diesen Aspekt erwähne ich der Vollständigkeit halber. Denn es gibt Erdlings-Forscher, die in ihrer Ereiferung darüber einen

Herzinfarkt bekommen, nur weil der Sachverhalt nicht fachlich korrekt beschrieben wurde. Mein Büchlein soll schließlich nicht lebensgefährlich sein!

2.12 Der beste Schutz vor dem Verhungern

Die Vorfahren der heutigen Erdlinge lebten nicht immer in Saus und Braus. In Zeiten geringer Nahrungsverfügbarkeit waren die körpereigenen Fettdepots überlebenswichtig. Insbesondere bei lang andauernden Hungersnöten, wie zum Beispiel bei Dürren und eisigen Wintern hatten moppelige Erdlinge die besten Chancen, heil davon zu kommen. Die spärlichen Fettreserven der Bohnenstangen und Fadennnudeln hingegen waren bei Zeiten verbraucht. Dann half nur noch viel Glück, dass es alsbald wieder etwas zu essen gab.

Logisch, dass damals niemand auf die schlanke Linie achtete. Im Gegenteil hieß es futtern, was das Zeug hielt, damit die Fettdepots wachsen konnten. Übergewichtig oder gar adipös – so wie viele Erdlinge heute – war dennoch kaum jemand. Denn die auftretenden Hungersnöte trotzten dem Körper die aufgebauten Speckröllchen rasch wieder ab. Die Erdlinge unterlagen sozusagen einer Zwangsdiät! Danach hieß es erneut futtern, sobald wieder Nahrung verfügbar war. Dieser Kreislauf des Auf- und Abbaus von Fettdepots bestimmte in manchen Regionen der Erde einen Großteil des Lebens der Erdlinge. In die Nahrungsbeschaffung mussten die Erdlinge in Ur- und Frühzeiten vergleichsweise viel Zeit investieren. Zudem war die Nahrungsbeschaffung nicht ungefährlich: Stürze beim Jagen, Raubtiere, Gifttiere, Kämpfe mit anderen Erdlings-Horden, plötzliche Unwetter usw. forderten ihren Tribut. Nicht alle, die zur Nahrungssuche aufgebrochen waren, kamen wieder zurück. Für die Erdlinge heutzutage ist das unvorstellbar: Die Ur- und Steinzeit-Erdlinge mussten bereit sein, ihr Leben zu opfern, um sich Hüftspeck anfuttern zu können.

Dieses Leben hat den Stoffwechsel der Erdlinge über Jahrtausende enorm beeinflusst und geprägt. Diese Prägung erweist sich heutzutage eher als Nachteil. Das gilt zumindest dann, wenn Nahrung unbegrenzt verfügbar ist. Denn die Prägung des Stoffwechsels basierte leider auf einem einseitig konzipierten Mechanismus: Körperfett musste durch essen aktiv und möglichst schnell aufzubauen sein. Demnach musste die Nahrungsaufnahme gut geregelt und kontrolliert werden: Nahrung suchen, kauen, schlucken, verdauen, absorbieren und einen großen Teil davon speichern. Daran beteiligt war fast der gesamte Körper: Knochen und Muskeln, um der Beute hinterher laufen zu können. Augen, Nasen, Ohren, Zunge und Tastsinn zum Erkennen der Verzehrtauglichkeit der Beute. Zähne, Mundspeicheldrüse, Speiseröhre, Magen, Bauchspeicheldrüse, Leber, Gallenblase, Dünndarm und Dickdarm zum Zerkleinern, Verdauen und Absorbieren der Nahrung sowie Blutgefäße, Lymphbahnen und Fettzellen zum Transport und Speichern des Fettes.

Damit aus den Aktivitäten der einzelnen beteiligten Gewebe und Organe ein konzertiertes Geschehen resultieren konnte, bedurfte es eines Bosses, der als übergeordneter Regulator fungierte und alle seine Untertanen kommandierte. Diese Aufgabe kam dem Gehirn zu. Der Aufbau von Körperspeck ist demnach als Meisterleistung der Biologie zu werten. Zur Verstärkung der Wirksamkeit des gesamten Prozesses der Nahrungsaufnahme unterlegte die Natur das Essen mit einem Gefühl von Freude, Wohlsein und Behaglichkeit. Dadurch wurde sichergestellt, dass die Ur-Erdlinge auch garantiert der Nahrungsaufnahme holt waren, um sich mit den damit verbundenen Glücksgefühlen zu belohnen. Die „Esslust" ist sicherlich ein Grund, warum die Erdlinge heutzutage mehr essen, als es zur Deckung des Energie- und Nährstoffbedarfs notwendig ist.

Beim Abbau von Körperfett hingegen konnte sich der Organismus komplexe Regulationen sparen. Denn das Abspecken erzwangen die Hungersnöte von allein. Dazu bedurfte es keiner sonderlichen konzertierten, stimulierenden und kommandierenden Prozesse. Daran zeigt sich die einseitige Konzeption des Mechanismusses, die den Erdlingen heute auf die Füße fällt. Die Software der Erdlinge ist auf „viel essen, um zu überleben" programmiert. Die Hardware gehorcht brav und isst fleißig. Dabei müsste die Software der heutigen Zeit um den Verhaltensmodus „nicht zu viel essen, um Diabetes und Herzinfarkt zu verhindern", erweitert werden.

Wie begeistert die Erdlinge in prähistorischen Zeiten vom Hüftgold waren, zeigen die von Archäologen ausgegrabenen Venusfiguren. Die älteste Venusfigur namens „Venus vom Hohlen Fels" ist zirka 35.000 Jahre alt und wurde aus Mammut-Elfenbein geschnitzt. Venusfiguren zeigen reichlich mit Fettgewebe ausgestattete Erdlings-Frauen. Die Figuren verkörperten wahrscheinlich die weibliche Fruchtbarkeit und dienten religiösen bzw. kulturellen Zwecken. Bereits damals erkannten die Erdlinge, dass moppelige Weibchen besonders fruchtbar waren, den Nachwuchs sicher durch Unwegbarkeiten geleiteten und Hungersnöte besser überstanden.

Diese Vorliebe zur stattlichen Weiblichkeit hielt sich bis ins späte Mittelalter. Die Gemälde des Malers Peter Paul Rubens zeugen davon. Auch heute noch gibt es Völker bzw. Kulturkreise, welche moppelige Erdlings-Frauen aus den benannten Gründen bevorzugen und zu schätzen wissen. Ein knochiges Supermodel würde dort nicht Begeisterung oder Neid, sondern Mitleid bezüglich des nahenden Hungertodes hervorrufen.

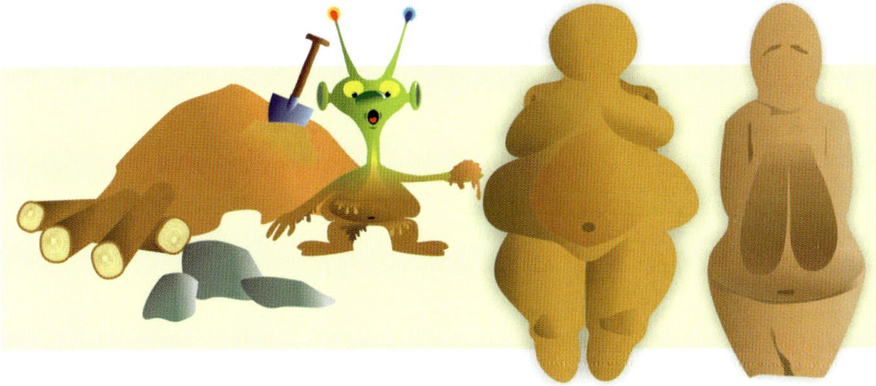

Abbildung 5: „Gar nicht so einfach herzustellen!“. Vor tausenden Jahren wurden die Venusfiguren aus Holz geschnitzt, aus Stein gehauen oder aus Ton geformt. „Dürre zu sein“ war damals überhaupt nicht in! Venusfiguren zeigen stattliche Steinzeit-Damen. Du glaubst mir nicht? Dann recherchiere im Internet nach der „Venus von Willendorf“ oder der „Venus von Dolni Vestonice“. Heutzutage betrachten wir Schönheitsideale auf retuschierten Hochglanzfotos in Modekatalogen.

Literatur Kapitel 2

Kapitel 2.1

Rodin, J., Radke-Sharpe, N., Rebuffé-Scrive, M. & Greenwood, M.R. (1990). Weight cycling and fat distribution. *Int J Obes, 14*(4), 303-10.

Abraham, S.F. (2003). Dieting, body weight, body image and self-esteem in young women: doctors' dilemmas. *Med J Aust, 178*(12), 607-11.

Kapitel 2.2

Dabney, J.M. (1964). Energy Balance and Obesity. *Ann Intern Med, 60*, 689-99.

Mytton, O.T., Nnoaham, K., Eyles, H., Scarborough, P. & Ni Mhurchu, C. (2014). Systematic review and meta-analysis of the effect of increased vegetable and fruit consumption on body weight and energy intake. *BMC Public Health, 14*, 886.

Riobó Serván, P., Sierra Poyatos, R. & Soldo Rodríguez, J. (2014). Low and no calorie sweeteners (LNCS); myths and realities. *Nutr Hosp, 30*(s02e), 49-55.

Thielecke, F. & Jonnalagadda, S.S. (2014). Can whole grain help in weight management? *J Clin Gastroenterol, 48* Suppl 1, S70-7.

Trumbo, P.R. & Rivers, C.R. (2014). Systematic review of the evidence for an association between sugar-sweetened beverage consumption and risk of obesity. Nutr Rev, 72(9), 566-74.

Kapitel 2.3

Johanson, D. & Blake, E. (2006). *Lucy und ihre Kinder.* 2. aktualisierte und erweiterte Auflage. Elsevier Verlag, München, ISBN 978-3-8274-1670-4, S. 21.

Johanson, D., White, T.D. & Coppens, Y. (1978). A New Species of the Genus Australopithecus (Primates: Hominidae) from the Pliocene of Eastern Africa. *In: Kirtlandia. Band 28*, S. 1–14.

Karastergiou, K. & Fried, S.K. (2013). Multiple adipose depots increase cardiovascular risk via local and systemic effects. *Curr Atheroscler Rep, 15*(10), 361.

Lewis, G.F. (2013). Devastating metabolic consequences of a life of plenty: focus on the dyslipidemia of overnutrition. *Clin Invest Med, 36*(5), E242-7.

Kapitel 2.4

Amato, M.C., Guarnotta, V. & Giordano, C. (2013). Body composition assessment for the definition of cardiometabolic risk. J Endocrinol Invest, 36(7), 537-43.

Conus, F., Rabasa-Lhoret, R. & Péronnet, F. (2007). Characteristics of metabolically obese normal-weight (MONW) subjects. *Applied Physiology, Nutrition, and Metabolism, 32* (6), 4–12.

De Lorenzo, A., Martinoli, R., Vaia, F. & Di Renzo, L. (2006). Normal weight obese (NWO) women: an evaluation of a candidate new syndrome. *Nutrition, Metabolism & Cardiovascular Diseases, 16*(8): 513–523.

Oliveros, E., Somers, V.K., Sochor, O., Goel, K. & Lopez-Jimenez, F. (2014). The concept of normal weight obesity. *Prog Cardiovasc Dis, 56*(4), 426-33.

Ruderman Neil B.; Schneider, S. H.; Berchtold, P. (August 1981). The "metabolically-obese," normal-weight individual. *American Journal of Clinical Nutrition, 34* (8), 1617–1621.

Wildman, R.P., Muntner, P., Reynolds, K., McGinn, A.P., Rajpathak, S., Wylie-Rosett, J., Sowers, M.R. (2008). The obese without cardiometabolic risk factor clustering and the normal weight with cardiometabolic risk factor clustering: prevalence and correlates of 2 phenotypes among the US population (NHANES 1999-2004). *Arch Intern Med, 168*(15), 1617-24.

Kapitel 2.5

Chen, Y., Copeland, W.K., Vedanthan, R., Grant, E., Lee, J.E., Gu, D., Gupta, P.C., Ramadas, K., Inoue, M., Tsugane, S., Tamakoshi, A., Gao, Y.T., Yuan, J.M., Shu, X.O., Ozasa, K., Tsuji, I., Kakizaki, M., Tanaka, H., Nishino, Y., Chen, C.J., Wang, R., Yoo, K.Y., Ahn, Y.O., Ahsan, H., Pan, W.H., Chen, C.S., Pednekar, M.S., Sauvaget, C., Sasazuki, S., Yang, G., Koh, W.P., Xiang, Y.B., Ohishi, W., Watanabe, T., Sugawara, Y., Matsuo, K., You, S.L., Park, S.K., Kim, D.H., Parvez, F., Chuang, S.Y., Ge, W., Rolland, B., McLerran, D., Sinha, R., Thornquist, M., Kang, D., Feng, Z., Boffetta, P., Zheng, W., He, J. & Potter J.D. (2013). Association between body mass index and cardiovascular disease mortality in east Asians and south Asians: pooled analysis of prospective data from the Asia Cohort Consortium. *BMJ, 347,* f5446.

Gallagher, D., Heymsfield, S.B., Heo, M., Jebb, S.A., Murgatroyd, P.R. & Sakamoto, Y. (2000). Healthy percentage body fat ranges: an approach for developing guidelines based on body mass index. *Am J Clin Nutr, 72*(3), 694-701.

Wallner-Liebmann, S.J., Kruschitz, R., Hübler, K., Hamlin, M.J., Schnedl, W.J., Moser, M. & Tafeit, E. (2013). A measure of obesity: BMI versus subcutaneous fat patterns in young athletes and nonathletes. *Coll Antropol, 37*(2), 351-7.

Kapitel 2.6

Krotkiewski, M., Sjostrom, L., Bjorntorp, P., Carlgren, G., Garellick, G. & Smith, U. (1977). Adipose tissue cellularity in relation to prognosis for weight reduction. *Int J Obes, 1*(4):395-416.

Salans, L.B., Cushman, S.W. & Weismann, R.E. (1973). Studies of human adipose tissue. Adipose cell size and number in nonobese and obese patients. *J Clin Invest, 52*(4), 929-41.

Kapitel 2.7

Drew, J.E. (2012). 70th Anniversary Conference on 'From plough through practice to policy'Symposium 3: Obesity-related cancers Molecular mechanisms linking adipokines to obesity-related colon cancer: focus on leptin. *Proceedings of the Nutrition Society, 71*, 175–180.

Dyck, D.J. (2009). Adipokines as regulators of muscle metabolism and insulin sensitivity. *Appl Physiol Nutr Metab, 34*(3), 396-402.

Govindarajan G, Alpert MA & Tejwani L. (2008). Endocrine and metabolic effects of fat: cardiovascular implications. *Am J Med, 121*(5), 366-70.

Guzik, T.J., Mangalat, D. & Korbut, R. (2006). Adipocytokines. Novel Link between Inflammation and vascular Function? *Journal of Physiology and Pharmacology, 57*(4), 505-528.

Kapitel 2.10

Barry, V.W., Baruth, M., Beets, M.W., Durstine, J.L., Liu, J. & Blair, S.N. (2014). Fitness vs. fatness on all-cause mortality: a meta-analysis. *Prog Cardiovasc Dis, 56*(4), 382-90.

Gibbs, J.C., Williams, N.I. & De Souza, M.J. (2013). Prevalence of individual and combined components of the female athlete triad. *Med Sci Sports Exerc, 45*(5), 985-96.

Miller, S.L. & Wolfe, R.R. (2008). The danger of weight loss in the elderly. *J Nutr Health Aging, 12*(7), 487-91.

Thein-Nissenbaum, J. (2013). Long term consequences of the female athlete triad. *Maturitas, 75*(2), 107-12.

Winter, J.E., MacInnis, R.J., Wattanapenpaiboon, N. & Nowson, C.A. (2014). BMI and all-cause mortality in older adults: a meta-analysis. *Am J Clin Nutr, 99*(4), 875-90.

World Cancer Research Fund / American Institute for Cancer Research. (2007). *Food, Nutrition, Physical Activity, and the Prevention of Cancer: a Global Perspective.* Washington DC: AICR.

Kapitel 2.11

Chen, K.Y., Brychta, R.J., Linderman, J.D., Smith, S., Courville, A., Dieckmann, W., Herscovitch, P., Millo, C.M., Remaley, A., Lee, P. & Celi, F.S. (2013). Brown fat activation mediates cold-induced thermogenesis in adult humans in response to a mild decrease in ambient temperature. *J Clin Endocrinol Metab, 98*(7), E1218-23.

Cypess, A.M. & Kahn, C.R. (2010). Brown fat as a therapy for obesity and diabetes. *Curr Opin Endocrinol Diabetes Obes, 17*(2), 143-9.

Giordano, A., Smorlesi, A., Frontini, A., Barbatelli, G. & Cinti, S. (2014). White, brown and pink adipocytes: the extraordinary plasticity of the adipose organ. Eur J Endocrinol, 170(5), R159-71.

Mattson, M.P. (2010). Perspective: Does brown fat protect against diseases of aging? *Ageing Res Rev, 9*(1), 69-76.

Nedergaard, J., Bengtsson, T. & Cannon, B. (2007). Unexpected evidence for active brown adipose tissue in adult humans. *Am J Physiol Endocrinol Metab 293*:E444-E452.

Pedersen, B.K. (2012). A muscular twist on the fate of fat. *N Engl J Med, 366*(16), 1544-5.

Qiang, L., Wang, L., Kon, N., Zhao, W., Lee, S., Zhang, Y., Rosenbaum, M., Zhao, Y., Gu, W., Farmer, S.R. & Accili, D. (2012). Brown Remodeling of White Adipose Tissue by SirT1-Dependent Deacetylation of Pparγ. *Cell, 150*(3), 620-32.

Virtanen, K.A., Lidell, M.E., Orava, J., Heglind, M., Westergren, R., Niemi, T., Taittonen, M., Laine, J., Savisto, N.J., Enerbäck, S. & Nuutila, P. (2009). Functional brown adipose tissue in healthy adults. *N Engl J Med, 360*(15), 1518-25.

Zhang, Y., Li, R., Meng, Y., Li, S., Donelan, W., Zhao, Y., Qi, L., Zhang, M., Wang, X., Cui, T., Yang, L.J. & Tang, D. (2014). Irisin stimulates browning of white adipocytes through mitogen-activated protein kinase p38 MAP kinase and ERK MAP kinase signaling. *Diabetes, 63*(2), 514-25.

Kapitel 2.12

Chakravarthy, M.V. & Booth, F.W. (2004). Eating, exercise, and "thrifty" genotypes: connecting the dots toward an evolutionary understanding of modern chronic diseases. *J Appl Physiol (1985), 96*(1), 3-10.

Grünberg, J.M. (2001). *Frauen in der Kunst der Altsteinzeit.* In: Harald Meller (Hrsg.): *Schönheit, Macht und Tod. 120 Funde aus 120 Jahren Landesmuseum für Vorgeschichte Halle.* Halle (Saale); Landesamt für Denkmalpflege und Archäologie Sachsen-Anhalt, S. 196-197, ISBN 3-910010-64-4.

Schwartz, M.W., Woods, S.C., Seeley, R.J., Barsh, G.S., Baskin, D.G. & Leibel, R.L. (2003). Is the energy homeostasis system inherently biased toward weight gain? *Diabetes, 52*(2), 232-8.

Siervo, M., Frühbeck, G., Dixon, A., Goldberg, G.R., Coward, W.A., Murgatroyd, P.R., Prentice, A.M. & Jebb, S.A. (2008). Efficiency of autoregulatory homeostatic responses to imposed caloric excess in lean men. *Am J Physiol Endocrinol Metab, 294*(2), E416-24.

Sumithran, P. & Proietto, J. (2013). The defence of body weight: a physiological basis for weight regain after weight loss. *Clin Sci (Lond), 124*(4), 231-41.

Tokarev, S. A. (1961). *Zur Bedeutung der Frauendarstellungen im Paläolithikum.* In: Veröffentlichungen des Museums für Völkerkunde Leipzig 11, S. 682–692.

3 Dein Gehirn will nicht, dass du abnimmst!

In den ersten Kapiteln habe ich dir erklärt, welche Bedeutung dem Fettgewebe zukommt. Ohne Fettgewebe wäre es um die Überlebensfähigkeit des Organismus eines Erdlings und um seine Arterhaltung schlecht bestellt. Aus diesem Grund hat es die Natur geregelt, dass das Fettgewebe einen genauso wichtigen Platz im System des Körpers bekommen hat, wie jedes andere Gewebe und Organ auch. Anhand dieser Darstellungen lässt sich bereits erahnen, wie wichtig dem Gehirn als oberstem Überlebenswächter das Fettgewebe sein muss. „Ohne Fett nix los!" weiß es und achtet hoch aufmerksam darauf, dass das Fettgewebe in einem gepflegten Zustand verbleibt. Dein Wollen, Fettgewebe zu minimieren, betrachtet es als unzulässige Aktivität in seinem Hoheitsgebiet.

3.1 Haben sich die Moppeligen durchgesetzt?

Wenn ich der Erdlinge Nachrichten und Berichte studiere, höre bzw. lese ich immer wieder, dass viele zu schwer sind. Zudem werden jedes Jahr neue Zahlen genannt, die den Anstieg der Anzahl moppeliger Erdlinge beschreiben. Wie kommt das nur? Warum neigen die Erdlinge dazu, übermäßig viel Fettgewebe aufzubauen?

Erdlings-Forscher diskutieren seit Jahrenzehnten, ob diese Beobachtung auf einem evolutionsbiologischen Mechanismus beruht. Demnach soll es eine Auslese aufgrund von Überlebensvorteilen gewesen sein, die zum Erstarken der moppeligen Erdlinge beigetragen hat.

Wie ich bereits erklärte, gab das Fettgewebe eine gewisse Sicherheit, nahrungsarme und kalte Zeiten unbeschadet überleben zu können. Während dünne Steinzeit-Erdlinge infolge des raschen Verbrauchs ihrer Fettreserven bei Zeiten aufgeben mussten und starben, überlebten die Moppeligen die harten Zeiten häufiger. Mit jeder Hungerperiode nahm die Anzahl der Bohnenstangen ab. Übrig blieben die Moppeligen, welche dann zunehmend unter sich waren. Dementsprechend veränderte sich die Paarbildung. Die Kombinationen „Bohnenstange und Bohnenstange" und „Bohnenstange und Moppel" wich zunehmend der Kombination „Moppel und Moppel". Moppelpapi und Moppelmami gaben dabei ihre Moppelgene an den Nachwuchs weiter. Das Ergebnis waren Moppelbabies. Die Moppelbabies wurden erwachsen, fanden einen Moppelpartner und zeugten neue Moppelbabies. Über die Jahrtausende wurden die Bohnenstangen anzahlmäßig immer weniger und die moppeligen Erdlinge immer mehr.

Die hervorragende Überlebens-Genetik, rasch und viel Fettgewebe gegen das Verhungern aufbauen zu können, macht sich den Diskussionen nach heutzutage zunehmend problematisch bemerkt. Der Nahrungsüberfluss und das Potenzial, Fettgewebe effektiv aufzubauen, erweist sich als wachstumsfreundliche Kombination.

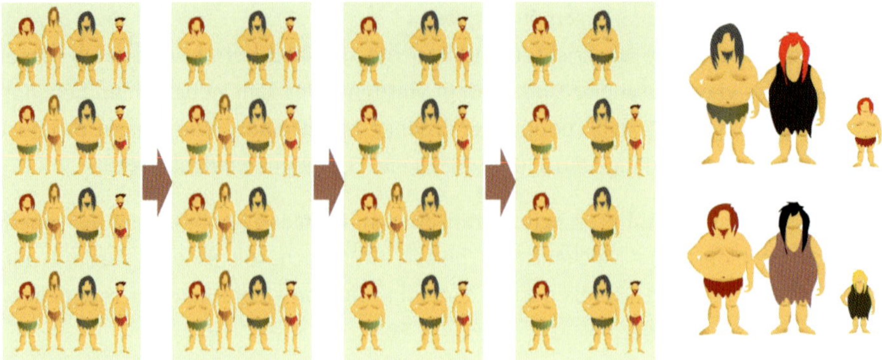

Abbildung 6: Das Modell der Auslese der moppeligen Erdlinge. Im Laufe der Jahrtausende sollen sich die Bohnenstangen vom Acker gemacht haben. Sie waren zu schwach, um Kälte und Hunger ertragen zu können. Die moppeligen Erdlinge blieben unter sich und produzierten jede Menge neue Moppelchen.

Neben dem Mechanismus der Auslese werden auch andere Modelle diskutiert. Die unspektakulärste Ansicht ist die, dass nicht die Genetik die entscheidende Größe ist. Vielmehr wären die Risiken in der manipulierten Umwelt einschließlich des ungünstigen Verhaltens der Erdlinge zu suchen.

Die Erbanlagen der Art Mensch haben sich während seiner Weltbesiedlungstour beginnend in Afrika vor zirka 100.000 Jahren nur wenig verändert. Der Erdlinge Lebensstil hat sich jedoch alles andere als vortheilhaft entwickelt. Rolltreppen, Lifte, Kraftverkehr und Bürojobs bedingen einerseits Bewegungsmangel, während andererseits Essen ohne Ende zu überhöhter Energiezufuhr beiträgt. In dieser Situation kann das Fettgewebe gar nicht anders, als fleißig zu expandieren.

Weiterhin argumentieren Kritiker, dass die Jäger und Sammler in der Steinzeit selten gehungert haben sollen. Nur in bestimmten Regionen trat Hunger verstärkt auf. Der beschriebene Auslesemechanismus der Bohnenstangen im Winter konnte daher kaum wirken. Im Gegenteil hat die hohe Nahrungsverfügbarkeit in Form von Pflanzen, Wild und Fisch zur raschen Ausbreitung des Menschen auf dem gesamten blauen Planeten beitragen können. Auch war die Anzahl moppeliger Steinzeit-Erdlinge, die wir heute als fettleibig bezeichnen würden, eher gering. Denn die Erdlinge aßen sich an vergleichsweise energiearmen Nahrungsquellen satt. Die Energiezufuhr war ausreichend, am Leben zu bleiben und die Population zu vergrößern. Sie genügte aber nicht, um massiv fettleibig zu werden.

Was auch immer die Theorien beinhalten, hinsichtlich einer Feststellung gleichen sich alle: Die Genetik des Menschen und die Umwelt, die er sich erschaffen hat, passen gesundheitlich nicht so recht zusammen. Ich gehe auf dieses Thema später im Kapitel 4.17 der „gen- und artgerechten Ernährung“ erneut und detaillierter ein.

Im Übrigen sollen Kälte und Hunger in der Steinzeit auch die Geburtsstunde der blauäugigen Erdlings-Blondinen gewesen sein. In Europas Norden mussten die Erdlings-Männer häufig wegen Hunger und eisigen Wintern zu gefährlichen Großtierjagden aufbrechen. Die Verluste waren enorm. Dadurch schrumpfte die Anzahl an Männern, die den Frauen zur Verfügung standen. Es bestand ein regelrechter Männermangel. Der Konkurrenzdruck unter den Frauen, einen der verbliebenen Herren abzubekommen, wurde im Verlauf der Zeit zunehmend größer. Dieser Druck soll dazu geführt haben, dass sich Frauen mit blonden Haaren und blauen Augen herausbildeten. Diese Auffälligkeit hob sie als Farbtupfer aus der Masse der gewöhnlich dunkelhaarigen Frauen heraus. Wie ein leuchtender Schmetterling unter grauen Nachtfaltern verbesserten sie damit ihre Chance, auf sich aufmerksam zu machen.

3.2 Immer (wieder) aufwärts – Das schafft kein Aktienkurs

Hast du eine Vorstellung darüber, wie erfolgreich dein Gehirn darin ist, sein geliebtes Fettgewebe zu schützen? Eventuell zuckst du nun mit den Schultern und denkst: „Wer weiß das überhaupt?“. Okay, ich sag dir was: Im Prinzip kennst du die Antwort. Allerdings hattest du bisher nicht die Möglichkeit, dieses Wissen in einen greifbaren Gedanken zu formen. Denn du hast die Aktivitäten deines Gehirns nicht mit der Entwicklung deines Fettgewebes in Bezug gesetzt. Also bitte noch einmal kurz überlegen: kombiniere, kombiniere...

Aah, jetzt dämmert es...

Also noch einmal meine Frage: Hast du eine Vorstellung darüber, wie erfolgreich dein Gehirn darin ist, sein geliebtes Fettgewebe zu schützen?

Ganz klar: Es ist erfolgreicher als das erfolgreichste Unternehmen der erfolgreichsten Unternehmen!

So ziemlich alle Erdlinge haben die Erfahrung machen müssen, dass sich das Fettgewebe selbst nach der besten, tollsten, effektivsten und totsichersten Diät immer wieder regeneriert. Jedes, im harten Kampf abgebaute Gramm Fettgewebe kommt wieder. Wie eine lästige Fliege, die man zu verscheuchen versucht, die aber immer wieder am Ohr landet und nervt, lebt und blüht das gruselige Fettgewebe beständig und wiederkehrend auf. Dafür sorgt das Gehirn mit Herz und Seele und aus Leibeskräften. Es gibt über eintausend Abnehmdiäten, mit denen Erdlinge das Fettgewebe zu bekämpfen versuchen. Langfristig erfolgreich war bisher keine.

Stell dir vor, das Fettgewebe würde als Aktiengesellschaft an die Börse gehen. Alle Erdlinge, die diese Aktie ihr eigen nennen könnten, müssten zwangsläufig reich werden. Es ginge gar nicht anders als reich zu werden. Denn dieser Aktienkurs würde immer wieder ansteigen. Egal was man sich einfallen ließe, die Aktiengesellschaft zu ruinieren, es ginge immer wieder aufwärts. Die Gehirn-Fettgewebe-AG wäre sogar die sicherste Anlage, die Finanzkrise in Europa zu lösen.

Der Erfolg des Gehirns ist (indirekt) in unzähligen wissenschaftlichen Studien gezeigt worden: Nach dem Abbau von Körperfett kam es in der Regel zu dessen Wiederaufbau. Egal, wie viel Fettgewebe abgebaut wurde, im Verlauf der nächsten Monate wurde es wieder aufgebaut. Hartnäckige und konsequente Erdlinge schaffen es immerhin auf ein paar wenige Jahre, bevor die Kilos wieder vollständig aufgebaut sind. Zumindest haben es die Erdlings-Forscher bereits geschafft, tolle Begriffe für den nicht zu stoppenden Kreislauf zu kreieren: Jojo-Effekt, Weight Regain, Weight Cycling usw. Das ist doch schon was – Hut ab!

Sicherlich hast du insgeheim schon Mal daran gedacht, ein Schwächling und Warmduscher sein zu müssen: „Oh je, warum halte ich die Diät nicht durch!?“, „Oh je, warum muss ich immer wieder mit Naschen beginnen!?“, „Oh je, warum habe ich mich nicht im Griff!?“, „Oh je, warum...“ „Oh je, warum...“, „Oh je, warum...“. Tja, es liegt nicht grundsätzlich an deiner Stärke oder Schwäche, ob du abnimmst oder nicht. Es liegt an deinem Gehirn, das dich daran hindert, standhaft und ehrgeizig zu sein. Und glaube mir: Dein Gehirn ist tausend Mal stärker als du. Wenn du über eine Diät nachdenkst, hat es bereits festgelegt, wie du wieder zunehmen wirst!

Dass der Appetit nach einer Hungerkur zum Wiederaufbau des Körpergewichtes führt, ist im Allgemeinen bekannt. Aber wie stellt es das Gehirn an, den Fettgewebezuwachs zu fördern, wenn überhaupt keiner Diät gefolgt wurde und somit kein außergewöhnlicher Heißhunger bestand? Die Antwort darauf zeigt eine subtile Lösung:

Hingegen der ursprünglichen Annahme, Vielesser zu sein, verdrücken moppelige Erdlinge keine Unmengen von Süßwaren und fetten Speisen. Das „Mehr-essen-als-notwendig“-Verhalten erfolgt wesentlich diffiziler. Erdlinge, die im Laufe der Jahre zunehmen, essen wahrscheinlich nur kleine Mengen mehr, als es der Körper benötigt. Pro Tag sind das zirka 22-165 kcal. Das bemerkt ein Erdling gar nicht. Aus dieser kleinen Energiemenge wird eine unbedeutende Menge Fettgewebe gebildet. Diese paar Gramm mehr nimmt ein Erdling auf der Waage stehend kaum wahr. Einhundert Kilokalorien entsprechen ungefähr 15 g Fettgewebe. Gewöhnliche Körperwaagen erfassen solche Minimengen gar nicht erst. Hochgerechnet auf ein Jahr ergibt das allerdings eine Menge von knapp 5,5 kg Fettgewebe. Von der zu viel aufgenommenen Energie wird allerdings nicht alles in Form von Fett gespeichert. Einen Teil verschwendet der Körper zum Beispiel in Form von Wärmeenergie. Tatsächlich steigt das Körpergewicht pro Jahr durchschnittlich um 0,5-1 kg an.

Da die kleine, täglich neu gebildete Fettgewebemenge den Gesamtenergiebedarf erhöht, wird die eigentlich unnötig aufgenommene Energiemenge zur Notwendigkeit. Denn das neu gebildete Fettgewebe will leben. Demnach müssen die 22-165 kcal immer wieder zusätzlich zum sich bereits erhöhenden Energiebedarf aufgeschlagen werden, damit ein weiterer Fettgewebezuwachs erzielt werden kann. Parallel dazu wird auch das Hungergefühl bzw. der Punkt bis zur Sättigung allmählich nach oben verschoben. Das fiese daran ist, dass ein moppeliger Erdling ehrlich ist, wenn er behauptet, nicht über seinen Hunger hinaus zu essen. Er versteht somit nicht wirklich, warum er zunimmt.

Diese Situation suggeriert, ein Erdling dürfte sich niemals vollständig satt essen, um das Wachstum seines Fettgewebes zu verhindern. Aber immer ein wenig hungrig zu bleiben, gelingt den Wenigsten. Das hat das Gehirn äußerst geschickt geregelt.

3.3 Beständige Fettzellen

Die Geschäfte der Gehirn-Fettgewebe-AG laufen prima. Es geht immer wieder aufwärts. Keine Diät, keine Sportart, keine Abnehmpille, kein Medikament und selbst die Götter konnten das bisher nicht ändern. Der Hintergrund für diese Begebenheit ist schnell erklärt:

Beim Abnehmen werden die in den Fettzellen gespeicherten Fette abgebaut. Dadurch entleeren sich die Zellen zu einem mehr oder weniger großen Teil und beginnen zu schrumpfen. Sie verlieren an Größe und Gewicht. Das wirkt sich auf das Gesamtkörpergewicht aus, das ebenfalls abnimmt. Der abnehmwillige Erdling schaut auf seine Waage und ist zufrieden. Allerdings verschwinden die Fettzellen beim Abnehmen nicht. Sie werden nicht abgebaut bzw. abgetötet, sondern darben schlecht gelaunt und hungrig vor sich hin.

Das Gehirn mag aber keine leeren und schlecht gelaunten Fettzellen. Denn leere Fettzellen nützen nichts, wenn eine Hungersnot eintritt. Zudem vergeuden leere Fettzellen Energie. Sie müssen am Leben erhalten werden, obwohl sie keinen nutzvollen Beitrag im Körper leisten. Für das Gehirn ist das ein Minusgeschäft: Es muss Zellen durchfüttern, die ihre Aufgabe nicht erfüllen. Stell dir vor, du müsstest für ein Bankkonto Gebühren zahlen, obwohl sich kein Geld darauf befindet. In der Situation gäbe es zwei Möglichkeiten: Das Konto abschaffen oder Geld einzahlen. Das Gehirn entscheidet sich für den zweiten Weg und zeigt sich bestrebt, die leeren Zellen wieder aufzufüllen. Und genau das passiert. Der Erdling bricht das Hungern ab und beginnt erneut zu mampfen. Hmm - lecker wie das schmeckt nach einer Hungerkur! Die Fettzellen beginnen sich zu füllen und erreichen alsbald wieder ihr Ausgangsniveau: dick, rund und prall. Der Aktienkurs schießt mal wieder nach oben.

In allen Zellen des Erdlings-Körpers gibt es Killersubstanzen, welche den Zellen den Garaus machen können. Alte, nicht mehr gebrauchte oder kranke Zellen werden auf diese Weise abgetötet. Erdlings-Forscher bezeichnen diesen Mechanismus als „programmierten Zelltod“. Aus der obigen Beschreibung lässt sich die Möglichkeit herauslesen, dass schrumpfende Fettzellen abgetötet werden könnten. Denn wenn sie leer sind, sind sie nutzlos. Warum aber werden sie nicht abgetötet? Warum leben sie weiter, bis sie sich erneut mit Fett füllen können? Die Ursache liegt darin begründet, dass die Killersubstanzen beim Hungern an ihrer Arbeit gehindert werden. Vorrübergehend in den Ruhezustand versetzt und in Handschellen gelegt, sind sie harmlos.

3.4 Ein Spitzel namens Leptin

Woher weiß das Gehirn, wie voll bzw. wie leer eine Fettzelle ist? Schließlich thront es abgeschirmt im Schädel und sieht nicht, wie es um den Speck an Bauch und Hüfte bestellt ist. Du wirst schon erahnen, dass das Gehirn auch dafür eine effektive Lösung gefunden hat. Es lässt das Fettgewebe bespitzeln. Der Spitzel heißt Leptin und ist ein Hormon, welches in den Fettzellen gebildet wird.

Prall mit Fett gefüllte Fettzellen bilden sehr viel Leptin. Das Leptin wird aus der Fettzelle freigesetzt und mit dem Blut ins Gehirn transportiert. Kommt viel Leptin im Gehirn an, weiß es sofort, dass die Fettzellen gut gefüllt sind. Schrumpfen die Fettzellen, produzieren sie weniger Leptin. Dementsprechend kommt weniger Leptin im Gehirn an. Somit weiß es, dass die Fettzellen nicht maximal gefüllt sind.

Da die fünf Liter Blut eines erwachsenen Erdlings täglich eintausendfünfhundert Mal umgewälzt werden, erfasst das Gehirn die Leptinmenge faktisch ständig. Dadurch kann dem Gehirn der Zustand der Fettzellen nicht entgehen.

Okay, das Leptin dient dem Gehirn zur Erfassung des Füllstandes der Fettzellen! Allerdings macht diese Kontrolle aus einer leeren Fettzelle keine volle. Es muss demnach einen weiteren Mechanismus geben, der dazu führt, dass der Erdling erneut so viel isst, dass überschüssiges Fett in die Zellen eingelagert werden kann. Für das Gehirn ist das jedoch keine besondere Herausforderung:

Im Gehirn befindet sich eine Geweberegion, die für das Hunger- und das Sättigungsgefühl verantwortlich ist. Des Erdlings Gehirn kann somit entscheiden, ob ein Hunger- oder Sättigungsgefühl ausgelöst wird. Ich weiß, dass ist ziemlich fies: Ausgerechnet das Gehirn, welches dich am Abnehmen hindern will, darf auch noch festlegen, ob du Hunger verspüren sollst oder nicht.

In dem Fall, wenn wenig Leptin im Gehirn mit dem Blut antransportiert wird, regelt das Gehirn das Hungergefühl für die nächsten Wochen und Monate nach oben. Der Erdling isst nun unbewusst etwas mehr als sonst - mit dem Ergebnis, dass sich die Fettzellen wieder vollständig auffüllen. Sind die Fettzellen voll, setzen sie auch wieder viel Leptin frei. Das ist das Zeichen für das Gehirn, dass Hungergefühl wieder etwas herunterzuregeln.

3.5 Des Gehirns genervte Angestellte

Seine Majestät das Gehirn ist zu erhaben, um jede Arbeit machen zu wollen. Für die Drecksarbeit und die niedrigen Tätigkeiten gibt es Knechte und Beauftragte. Darunter sind auch solche, die das Leptin zählen müssen, wenn es im Gehirn ankommt. Bei moppeligen Erdlingen, die gut gefüllte Fettzellen vorweisen können, haben die Leptinzähler verdammt viel zu tun. Ständig kommen Unmengen von Leptin an und müssen gezählt werden. Sobald eine Ladung gezählt wurde, muss das Gehirn über die Menge informiert werden, damit es entscheiden kann, wie stark das Hungergefühl herauf oder herab zu regeln ist. Eine Pause gibt es dabei nicht.

Irgendwann haben die Leptinzähler die Schnauze voll. Vom vielen Zählen sind sie erschöpft und beginnen zu streiken. Sie hören auf, das ankommende Leptin zu zählen und geben auch dem Gehirn keine Information mehr weiter.

Dieser Streik hat verheerende Folgen. Das Gehirn bekommt nun keine Informationen über die Leptinmenge. Es schlussfolgert, dass die Fettzellen leer sein müssen, da sie offensichtlich kein Leptin mehr bilden. Als Gegenreaktion regelt das Gehirn den Hunger und Appetit hoch, um den Erdling zum ausgiebigen Essen zu veranlassen. Dieser Einladung folgt der Erdling brav, da er den Hunger nicht ertragen kann.

Doof ist nur, dass der Erdling bereits zu viel Fettgewebe auf den Hüften hat und durch den Streik der Leptinzähler noch mehr Fettgewebe aufbaut. Im Fachchargon wird diese Situation als „Leptinresistenz“ bezeichnet. Aus einem moppeligen Erdling kann dadurch in vergleichsweise kurzer Zeit ein wahres Walross werden. Manche Erdlinge werden infolge genetischer Störungen bereits mit einer Leptinresistenz geboren. Du kannst dir sicherlich vorstellen, wie es denen im Leben ergeht.

3.6 Von wegen, die Anzahl der Fettzellen bleibt gleich!

Ursprünglich hieß es in der Wissenschaft, die Anzahl der Fettzellen eines Erdlings sei relativ konstant. Sie würde in der Kinder- und Jugendzeit ihr genetisch festgelegtes Maximum erreichen und anschließend keinen wesentlichen Abweichungen mehr unterliegen. Veränderungen des Körpergewichtes würden sich demnach lediglich in der Zu- oder Abnahme der Größe bzw. der Füllung der bestehenden Fettzellen zeigen.

Zumindest im Rahmen der Körpergewichtsreduktion ist diese Behauptung berechtigt. Wie ich bereits darstellen konnte, verändert sich die Anzahl der Fettzellen beim Abnehmen nicht. Damit ist allerdings nicht automatisch geklärt, was beim Zunehmen passiert.

In einem der vorangegangenen Kapitel berichtete ich dir von der Struktur des Fettgewebes, welche „hypertroph“ oder „hyperplastisch“ ausgerichtet sein kann. Erinnere dich: „hypertroph“ bezog sich auf die Vergrößerung der Zellen bei konstanter Anzahl, während „hyperplastisch“ eine Zunahme der Anzahl der Fettzellen beschrieb. Anhand dieser Darstellung wurde bereits klar, dass sich die Anzahl der Fettzellen erhöhen kann. Erdlinge, die einen hyperplastischen Fettgewebetyp aufweisen, können demnach – stimuliert durch die übermäßige Energiezufuhr – zu fast jedem Zeitpunkt im Leben neue Fettzellen aufbauen. Insbesondere nach strikten Hungerdiäten neigt der Körper verstärkt zur Bildung neuer Fettzellen.

Das Unangenehme an dieser Begebenheit ist, dass das Gehirn immer das Bestreben zeigt, alle vorhandenen Fettzellen prall mit Fett auffüllen zu wollen. Auch davon habe ich bereits berichtet. Aus den kleinen neuen Babyfettzellen entwickeln sich dadurch alsbald reife und gefüllte große Fettzellen.

Das kann bedeuten, dass nach jeder gescheiterten Hungerkur neue Fettzellen gebildet und anschließend mit Fett gefüllt werden. Auf diese Weise steigt die Anzahl der Fettzellen allmählich an. Die Abnahme der Fettzellanzahl hingegen ist unwahrscheinlich. So ist auch zu erklären, warum das niedliche kleine Mädchen aus Kapitel 2.1 „Vom Mädchen zur Matroschka“ trotz jährlicher Hungerkur immer schwerer wird und schließlich Matroschka-Ausmaße erreicht.

Im Fazit bedeutet das: Mehr werden die Fettzellen, weniger aber nicht.

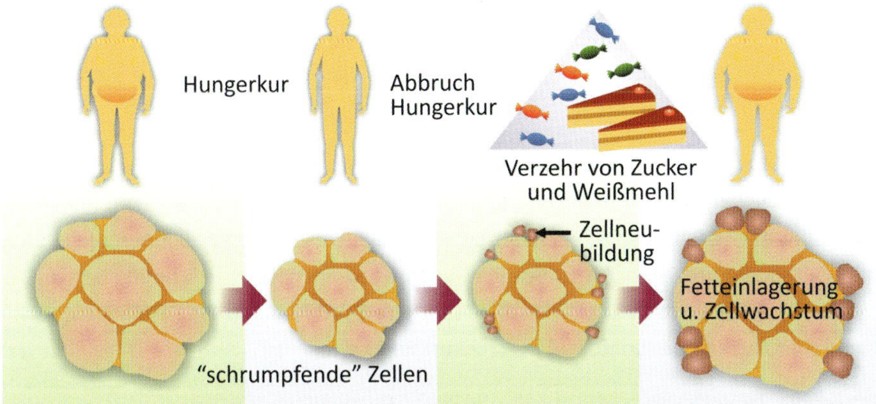

Abbildung 7: Beim Abnehmen verringert sich die Größe der Fettzellen, ihre Anzahl bleibt hingegen gleich. Infolge des Abbruchs der Hungerkur und des betonten Verzehrs zucker- und weißmehlreicher Lebensmittel werden neue Fettzellen gebildet. Die alten und die neuen Fettzellen füllen sich im Verlauf der Zeit mit Fett auf. Der Erdling hat nach der Hungerkur mehr Fettzellen und Fettgewebe als vorher. Mit der nächsten Diät beginnt der Zyklus erneut.

3.7 Abnehmen fördert die Gesundheit und die Neubildung von Fettzellen

Bei Erdlingen, die zu viel essen und dadurch Fettgewebe aufbauen, kann sich die Aufnahme von Zucker aus dem Blut in die Muskelzelle und auch in die Fettzelle verschlechtern. Das passiert insbesondere dann, wenn reichlich zucker- bzw. kohlenhydrathaltige Lebensmittel wie Süßigkeiten und Weißmehlprodukte in Form von Cornflakes, Müsli, Nudeln, Reis, Brot, Brötchen, Kartoffeln, Pommes frites, Croissants usw. verzehrt werden. Der Mechanismus lässt sich wie folgt erklären:

Ein Teil der aufgenommenen Zucker wird normalerweise in den Muskelzellen und in kleinen Mengen auch in den Fettzellen gespeichert. Von alleine kommt der Zucker jedoch nicht aus dem Blut in die Muskulatur bzw. in das Fettgewebe. Dafür braucht es einen Türöffner, der die Zellen für den Zucker zugänglich macht. Diese Aufgabe übernimmt das Hormon Insulin. Es klopft an die Türen der Zellen an und fordert sie auf, den Zucker hereinzulassen.

Das Insulin fungiert nicht nur als Türöffner. Es befiehlt den Zellen auch, was sie mit dem aufgenommenen Zucker machen sollen. Der Befehl lautet dabei: „Aus einem Teil des Zuckers bildest du Speicherzucker (Glycogen) und aus dem verbleibenden Teil bildest du Fett!". Speziell an das Fettgewebe richtet das Insulin zusätzlich den Befehl: „Wenn deine Zellen mit Fett aufgefüllt sind, bildest du neue Fettzellen, die du ebenfalls mit Fett füllst!". Demnach ist es das Insulin, welches die Bildung von Speicherfett, Fettzellen und Fettgewebe fördert bzw. stimuliert. Mehr noch: Weil es unsinnig bzw. unökonomisch ist, gleichzeitig Fett auf- und abzubauen, hemmt das Insulin beim Fettaufbau die Fettverbrennung.

Sind die Muskel- und Fettzellen mit Kohlenhydraten aufgefüllt, wollen sie keinen weiteren Zucker mehr aufnehmen. Klopft das Insulin wieder an, reagieren die Zellen nicht und die Türen bleiben verschlossen. Erdlings-Mediziner bezeichnen diese Situation als „Insulinresistenz". Aus der Insulinresistenz entwickelt sich häufig der Diabetes mellitus Typ 2, auch Zuckerkrankheit genannt. Viele moppelige Erdlinge erkranken daher früher oder später an der Zuckerkrankheit.

Wenn die Zellen nicht mehr auf die Befehle des Insulins gehorchen, verlangsamen sich auch die Bildung von Fett und die Entstehung neuer Fettzellen. Auch die Fettverbrennung erholt sich etwas. Dadurch nehmen die moppeligen Erdlinge langsamer zu, als sie theoretisch könnten. Das ist Glück im Unglück.

Damit sich aus der Insulinresistenz kein Diabetes mellitus Typ 2 entwickelt, müssen moppelige Erdlinge Nahrungsenergie einsparen und abnehmen. Die verminderte Nahrungsaufnahme bedingt den Abbau der Zuckerspeicher in den Muskel- und Fettzellen. Die Zellen werden dadurch in die Lage versetzt, den Befehlen des Insulins wieder folgen zu können und beginnen Zucker aus dem Blut aufzunehmen. Abnehmen hilft somit, die Gesundheit zu erhalten bzw. wiederzuerlangen.

Die gesundheitliche Verbesserung weist allerdings auch eine unerwünschte Kehrseite auf. Denn das Insulin kann nun wieder bestimmen, was die Zellen mit dem aufgenommenen Zucker machen sollen. Neben der Verbrennung und Speicherung des Zuckers wird nun auch wieder die Fettbildung und Fettspeicherung stimuliert sowie die Fettverbrennung gehemmt.

Viele Erdlinge, die ihr Abnehmziel erreicht haben bzw. eine Diät abbrechen, beginnen wieder so zu essen, wie vor der Diät. Nicht wenige essen dabei zu viel Zucker und Weißmehl. Die auf diese Weise zu viel zugeführte Energie und der Befehl des Insulins, daraus Fett und Fettzellen zu bilden sowie möglichst wenig Fett zu verbrennen, fördern nun trotz des verbesserten Gesundheitszustandes das Fettgewebewachstum.

3.8 Runter mit dem Blutzucker, rauf mit dem Hunger

Eine schlaue Regel besagt: „Wer abnehmen möchte, muss seine Energiezufuhr reduzieren!". Das wird unter anderem durch die Verminderung der zugeführten Nahrungszucker bzw. Kohlenhydrate möglich. Kohlenhydrate sind wie beschrieben reichlich in Brot, Reis, Nudeln, Kartoffeln, Pommes frites, Kuchen, gezuckerten Obstkonserven, Säften, Softgetränken, Süßwaren usw. enthalten.

Die verminderte Energiezufuhr an sich und speziell die Verminderung der Kohlenhydratzufuhr bedingen dabei die Abnahme des Gehaltes an Zucker im Blut. Der Hintergrund: Da die Zellen und Gewebe im Körper nun weniger Energie über die Nahrungsaufnahme erhalten, greifen sie stärker auf die bereits im Körper vorhandenen Energiequellen zurück. Das betrifft auch den Zucker, der sich in den Blutgefäßen befindet.

Bei Personen mit krankhaft erhöhtem Blutzucker erweist sich diese Veränderung von Vorteil. Das Risiko, zuckerkrank bzw. Diabetiker zu werden, lässt sich auf diese Weise reduzieren. Den Zusammenhang kennst du bereits. Personen, die Typ-2-Diabetiker sind, können das Fortschreiten ihrer Erkrankung stoppen und in der Regel auch die Medikamenteneinnahme reduzieren. Nicht selten lassen sich die Medikamente vollständig absetzen. Ein toller Erfolg.

Aber du wirst schon ahnen, dass es auch hier einen Haken gibt. Es wäre fast zu schön um wahr zu sein, wenn es wenigstens eine gute Sache gäbe, die ohne ein Wenn und Aber auskommen würde.

In den Blutgefäßen befinden sich speziell geschulte Wächter, welche die Menge des Zuckers im Blut pausenlos messen. Das Ergebnis ihrer Messarbeit teilen sie dem Gehirn mit. Dazu müssen die Wächter nicht selbst beim Gehirn vorstellig werden. Ihren Arbeitsplatz sollen sie nicht verlassen. Einfacher und rascher geht die Nachrichtenvermittlung mithilfe eines Anrufs. Der Anruf erfolgt klassisch über ein Netz aus Telefonen mit Kabelverbindung, das Nervensystem genannt wird.

Das Gehirn nimmt den Anruf entgegen und bewertet, ob die verfügbare Blutzuckermenge ausreichend oder zu gering ist. Über einen hohen Blutzuckerspiegel freut sich das Gehirn, da den Zellen reichlich Zuckerenergie zum Leben und Funktionieren bereit gestellt werden kann. Sinkt der Blutzuckerspiegel im Blut jedoch unter einen Mindestwert ab, entscheidet sich das Gehirn zu Gegenmaßnahmen mit dem Ziel der Erhöhung des Blutzuckerspiegels. Am einfachsten ist dieses Ziel zu erreichen, indem der betreffende Erdling beginnt, eine größere Menge Kohlenhydrate bzw. Zucker mit der Nahrung aufzunehmen. Damit der Erdling bereitwillig und blind gehorcht, induziert das Gehirn kurzfristig Hunger und Appetit, zum Beispiel auf Schokolade oder einen Teller Nudeln. Welcher Erdling kann da widerstehen.

Bezogen auf das Abnehmen bedeutet diese Reaktion im Körper wenig Gutes. Denn sinkt der Blutzuckerspiegel infolge der Nahrungseinschränkung stark ab, kommt der Hunger und verführt zum Essen. Das war es dann mit den großen Zielen.

3.9 Problemzonen als Arbeitserleichterung fürs Gehirn

Abnehmwillige Erdlinge stehen früher oder später vor dem Dilemma, an ihrem Körper Speckröllchen zu entdecken, die nicht verschwinden wollen. Egal ob exzessiver Sport, striktes Hungern oder beides in Kombination – es hilft nichts. Aus diesem Grund haben diese Fettgeweberegionen den netten Namen „Problemzonen" erhalten. Vor allem Erdlinge, die bereits einen vergleichsweise normalen Körperfettanteil aufweisen und diesen weiter reduzieren möchten, lernen die Beständigkeit der Problemzonen kennen. Bei Männern befindet sich die hartnäckigste Problemzone am unteren Rücken, bei Frauen an den Oberschenkeln.

Im Fettgewebe der Problemzonen hat der Organismus einen Sicherungsmechanismus eingebaut. Dieser Mechanismus ist simpel, aber wirkungsvoll. Er schützt die Problemzonen vor fast allem, was deren Abbau bedingen könnte. Dabei ist der Mechanismus derart beständig in seiner Funktionalität, dass sich selbst das Gehirn kaum darum zu kümmern braucht. Er läuft und läuft und läuft. Dem Gehirn wird dadurch viel Arbeit abgenommen.

Fettzellen speichern Fett und setzen es wieder frei. Das machen sie aber nicht nach Lust und Laune, sondern nur dann, wenn es der Körper, bzw. übergeordnet das Gehirn, befehlen bzw. die Umweltbedingungen verlangen. Der Vergleich mit einem Auto und einer Garage ist treffend: Ein Auto (Fett) fährt nicht von alleine in die Garage (Fettzelle) hinein oder heraus. Es braucht jemanden, der das Garagentor öffnet und das Auto bewegt. Im Körper ist dieser Jemand eine Gruppe von Hormonen und Transporteiweißen.

Damit die Hormone Fettzellen öffnen und schließen können, sind spezielle „Stellen“ an den Zellen angebracht. Die „Stellen“ lassen sich mit Schlüssellöchern vergleichen, zu welchen die Hormone als Schlüssel fungieren. Dabei gibt es Schlüssel und Türen, die den Einlass gewähren und Schlüssel und Türen, die den Auslass ermöglichen. Bei reichlichem und übermäßigem Essen werden die Eingangstüren, beim Hungern und beim Sport hingegen die Ausgangstüren geöffnet.

An den Fettzellen der Problemzonen sind die Ausgangstüren bzw. deren Öffnungsmechanismus etwas anders als herkömmlich konzipiert: Sobald Hungern oder Sport das Öffnen der Ausgangstüren erfordern, verhindert ein zusätzlicher Schließmechanismus und sein dazugehöriger Schlüssel, dass die Türen tatsächlich aufgehen. Während der normale Schlüssel die Position „Auf“ anstrebt, arbeitet der Problemzonenschlüssel mit „Zu“ dagegen. Auf diese Weise bleibt das Fett in den Zellen gefangen.

Selbstverständlich steht hinter diesem Mechanismus ein erklärbarer Sinn. Die Problemzonen sind die eiserne Energie-Reserve, die im schlimmsten Hunger das Überleben gewährleisten soll. Erst kurz vor dem Hungertod öffnen auch die Zellen der Problemzonen ihre Ausgangstüren. Eine solch wichtige Reserve muss daher immer für den schlimmsten Fall bereit stehen. Hungerkuren zum Schönaussehen, das heißt, ohne Todesgefahr, stellen für den Körper bei Weitem keinen Grund dar, die Türen der Zellen der Problemzonen zu öffnen.

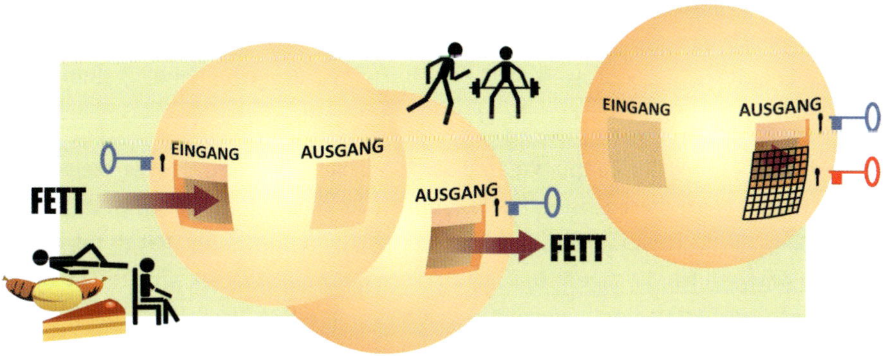

Abbildung 8: Linke Seite: Reichliches Essen und wenig Bewegung führen dazu, dass die Eingänge der Fettzellen geöffnet werden. Erst beim Sport oder beim Diäthalten öffnen sich die Ausgänge. Rechte Seite: In den Problemzonen werden die Ausgänge zusätzlich gesichert. In der Abbildung wird die Zusatzsicherung vereinfacht in Form eines Gitters dargestellt, welches schließt, wenn sich die normale Ausgangstür öffnet.

3.10 Expandierende Problemzonen als Sicherheit

Der Trick mit dem Schutzmechanismus im Fettgewebe der Problemzonen gefällt dem Gehirn. Denn je mehr Fettzellen mit diesem Mechanismus ausgestattet sind, desto beständiger und stabiler würde sich das Fettgewebe gegenüber dem Abbau erweisen. Die Todesgefahr durch Verhungern ließe sich somit noch deutlicher vermindern. In diesem Sinne, so sagt sich das Gehirn, könnte es vorteilhaft sein, den Schutzmechanismus nicht ausschließlich auf die Problemzonen zu begrenzen, sondern auch auf das normale Fettgewebe in den Nichtproblemzonen auszuweiten.

Damit es nicht beim „könnte" bleibt, hilft das Gehirn gezielt nach. Es veranlasst seinen untertänigen Erdling, möglichst reichlich zu essen und wenig körperlich aktiv zu werden. Wunderbar wie das klappt - der Erdling folgt diesem Aufruf mit blindem Gehorsam. Er verspürt sogar Freude und Wohlbefinden dabei. Das erleichtert die Völlerei ungemein. Mit welchen Mitteln das Gehirn diese Bereitschaft auslöst, liest du später noch.

Infolge der Völlerei und Faulenzerei wächst das Fettgewebe stetig an. Der Fettabbau hingegen spielt kaum noch eine Rolle. Den braucht es schließlich nicht mehr. Die Fettzellen sind nun damit beschäftigt, die Aufnahme und Speicherung der ständig angelieferten Fette zu organisieren. Diese Situation nutzt das Gehirn aus. Da der Fettabbau aus dem Blickwinkel der Kontrolle gerät, lässt sich der Schutzmechanismus unbemerkt installieren. Niemand ist da, der sich darüber beschwert oder dagegen ankämpft. Es ist wie bei einer Fußballweltmeisterschafft und der Politik: Wenn alle gebannt die Spiele verfolgen, lässt es sich wunderbar und unbehelligt unbeliebte Gesetze verabschieden.

Irgendwann kommt der Zeitpunkt, an dem der Erdling bemerkt, dass er Kleidung in der nächsten oder übernächsten Konfektionsgröße benötigt. Mit lustig ist es vorbei. Der Erdling sieht sich veranlasst, mit Sport zu beginnen oder einer Diät zu folgen. Na ja, aber was soll ich dir sagen: Der Schutzmechanismus ist längst an den Fettzellen installiert und funktioniert einwandfrei. Selbstverständlich weiß der Erdling nichts von den Veränderungen in seinem Fettgewebe. Er registriert aber mit Entsetzen, dass er trotz Diät und Sport nur schleppend damit vorankommt, die unbeliebten Fettpolster wieder loszuwerden.

Es mag sich unglaublich lesen, aber es ist wahr: Je mehr Schlüssel und Schlösser zur Hemmung des Fettabbaus an den Fettzellen angebracht sind, desto schlechter funktioniert die Fettverbrennung beim Sport. Es kann sogar passieren, dass die Fettverbrennung beim Sport noch schlechter läuft, als beim Faulenzen auf der Couch!

3.11 Besser als jeder Geheimdienst: Kontrolle, Berichterstattung & Manipulation

Kennst du die: Mechanorezeptoren, Chemorezeptoren, Cholecystokinin, Serotonin, Glucagon, Insulin, Amylin, Ghrelin, Leptin, Glucagon-like peptide-1, Agouti gene-related peptide, Cocaine- and amphetamine-regulated transcript, Corticotropin releasing hormone, Oxyntomodulin, Melanin concentrating hormone, Melanozyten stimulierendes Hormon, Neuropeptid Y und Oxytozin?

Nein? Ein paar der Substanzen habe ich bereits vorgestellt.

Das sind die wichtigsten Substanzen, die an der Regelung von Hunger und Sättigung in deinem Körper beteiligt sind. Zumindest sind es die bereits bekannten. Erdlings-Forscher gehen davon aus, dass in Zukunft noch weitere Substanzen entdeckt werden, die für die Hungerregelung von Bedeutung sind.

Sie alle bilden ein komplexes System, dass dich davor schützt, freiwillig verhungern zu wollen. Die sind es auch, die dich immer wieder zum Essen animieren, wenn du mithilfe einer Hungerkur abspecken möchtest. Du kennst sie nicht, du siehst sie nicht, du hörst sie nicht, du weißt nicht wo sie sind, aber du fühlst deren Wirkung auf dein Wollen: Her mit der Schoki! Her mit der Sahnetorte! Her mit den leckeren Würstchen! Fantastisch, wie folgsam du dabei bist, ihren Befehlen zu gehorchen. Das ist die perfekte Manipulation deines Handelns. Der Ausdruck, „wie ferngesteuert...“, ist hier sehr treffend anzubringen.

Die benannten Regulations-Substanzen sind im ganzen Körper verteilt und messen, ob du ordentlich deinen Teller leer gegessen hast. Sie befinden sich auf der Zunge, im Magen, in den Blutgefäßen, im Gehirn und in den anderen verschiedenen Organen. Gesteuert werden sie vom bzw. im Gehirn. Sie bilden ein perfektes System der Überwachung. Kein Geheimdienst dieser Welt kann es mit diesem Überwachungssystem aufnehmen. Es arbeitet faktisch lückenlos und reagiert auf jeden deiner Versuche, die Nahrungsaufnahme manipulieren zu wollen.

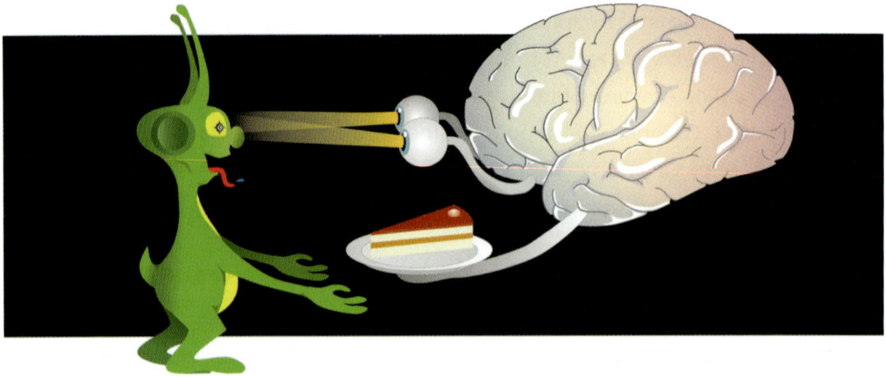

Es gibt zahlreiche Versuche, diese Substanzen mithilfe von Medikamenten zu blockieren. Dadurch sollen das Sättigungsgefühl verstärkt und das Hungergefühl unterdrückt werden. Wirklich optimal funktioniert hat das bisher nicht. Zum Teil sind schwere Nebenwirkungen aufgetreten. Selbstmorde, Herzinfarkte und Depressionen haben dazu geführt, dass einige der Medikamente verboten wurden. Letztlich ist es egal, ob man vom Hungern oder von den Tabletten schlechte Laune bekommt. Die Medikamente, welche funktionieren, wirken lediglich so lange, wie sie eingenommen werden. Beendet man die Nutzung, kommen der Hunger und die Kilos rasch zurück.

Die Regulations-Substanzen kommunizieren miteinander, transportieren Informationen zwischen den Zellen, Geweben und Organen hin und her sowie beeinflussen den Energiestoffwechsel. Sie haben auch die Macht, zu entscheiden, ob die Fettverbrennung in deinem Körper gedrosselt oder verstärkt werden soll.

Der Spaß beginnt bereits im Magen, wie dir die typische Situation zeigen soll:

„Gleich morgen früh werde ich beginnen! Ich will abnehmen!“, dachte ein hoch motivierter Erdling, seinen Erfolg bereits vor Augen habend. Der nächste Tag kam und die erste Maßnahme stand fest: „Wozu frühstücken? Pah! Das brauche ich nicht! Unnütze Kalorien!“. Auch die Zwischenmahlzeit am Vormittag musste dem geplanten Ziel zum Opfer fallen. Das Mittagessen fiel deutlich kleiner aus, als gewohnt. Statt Nudeln, Soße und Steak stand ein feines Gemüsesüppchen auf dem Tisch. Dabei dachte der Erdling stolz: „Man bin ich gut! Enorm, wie viele Kalorien ich heute bereits eingespart habe. Das wird ein voller Erfolg!“. Gegen Nachmittag begann der Magen zu grummeln. Daraus entwickelte sich wenige Minuten später ein nicht zu überhörendes Grollen.

Neben dem Hungernden packte ein anderer Erdling einen Schokoriegel aus und mampfte diesen zufrieden in sich hinein. Des hungernden Erdlings Gedanken begannen zu krampfen: „Nein, ich halte durch! Schokolade macht dick! Schokolade macht dick! Schokolade macht dick! Schokolade macht dick! Schokolade macht dick! Nein, ich muss durchhalten!“.

Dem Erdling fiel ein, das reichlich Wasser gegen den Hunger helfen sollte. Es füllt den Magen, hat aber null Kalorien. Kaltes Wasser ist noch besser, da es zudem die Wärmebildung und somit den Energieverbrauch stimuliert.

Na ein Glück - gekühltes Wasser war im Kühlschrank. Beim Öffnen des Kühlschranks kam dem Erdling eine Wolke mit dem Duft geräucherter Würstchen und herzhaften Käses entgegen. Das Wölkchen blieb regelrecht an seiner Nase kleben. Es ließ sich nicht abschütteln. Dabei fiel der Blick des Erdlings auf eine Schachtel durch dessen Wandung ihn ein großes Stück Creme-Torte anlachte. „Oh je! Wie soll das jetzt weitergehen? Ich kann doch nicht schon wieder Gemüsesüppchen essen. Das ist doch kein Leben! Noch so einen Tag halte ich unmöglich durch!“, sagte der Erdling, was sein Magen mit einem ausgeprägten Knurren bestätigte. Bei genauem Hinhören schien das Knurren des Magens die Worte zu formulieren „Na los, iss was!“. Der Erdling wirkte unentschlossen: „Soll ich oder soll ich nicht?“ Und wieder sprach der Magen „Iss was, iss was!“. Aber der Duft der geräucherten Würstchen... Das war eindeutig zu viel an Reizen...

Der Rest der Geschichte dürfte dir bekannt sein. So schnell, wie der Entschluss zum Abnehmen geboren worden war, so schnell war er bereits wieder erledigt.

Was war passiert? Das will ich dir gerne erklären:

Im Magen befinden sich winzig kleine Messstationen. Die erfassen wie viel du isst und was du isst. Diese so genannten Mechanorezeptoren reagieren dabei auf die Menge bzw. das Volumen der aufgenommenen Nahrung. Je mehr du isst, desto mehr füllt sich dein Magen, desto mehr dehnt er sich aus und desto größer wird der Druck auf die Mechanorezeptoren. Die Mechanorezeptoren melden die Veränderung an das Gehirn. Ist der Magen schließlich voll, erlaubt das Gehirn, die Mahlzeit zu beenden. Der Hunger ist weg. Bei einem leeren Magen hingegen jammern die Mechanorezeptoren ständig herum, wie wenig Nahrung im Magen verfügbar ist. Das Gehirn sieht sich damit in der Pflicht und aktiviert ein zunehmendes Hungergefühl. Je länger der Magen leer bleibt, desto nerviger wird das Hungergefühl. Die Idee des Erdlings, das Frühstück wegzulassen und auch tagsüber wenig zu essen, konnte demnach nur schief gehen.

Models, die dem Dauerhunger frönen (müssen), kennen das Knurren infolge des leeren Magens nur zu gut. Das Essen von glücklich machenden Mengen leckerer Speisen als Gegenmaßnahme fällt allerdings aus. Denn die Haute Couture mag keine griffigen Erdlings-Damen. Daher genießen Models nicht selten Wattebäusche oder Zellstofftaschentücher, die mit etwas Orangensaft aromatisiert werden. Hm lecker! Auf diese Weise sollen der Magen gefüllt und der Hunger gehemmt werden.

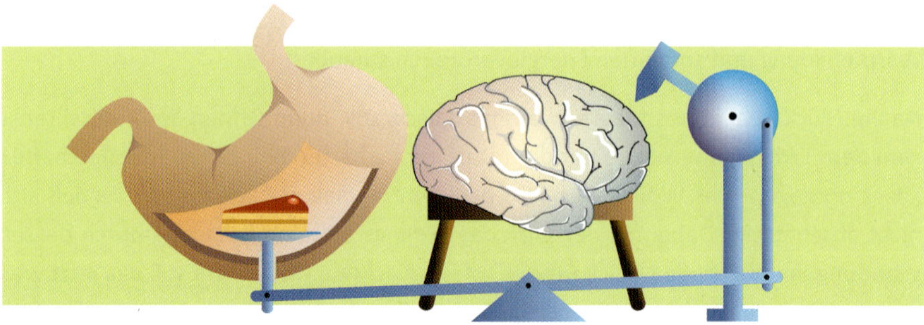

Immer nur Watte zu essen, ist nicht nur langweilig, sondern auch tödlich. Schließlich stecken in Watte keine Nährstoffe drin. Den Tod will das Erdlings-Gehirn aber verhindern. Deshalb gibt es neben den Mechanorezeptoren die so genannten Chemorezepotoren. Die messen, ob die Masse, die im Magen ankommt, lebenswichtige Nährstoffe und Energie enthält. Ein Magen voller Watte stimmt zwar die Mechanorezeptoren gnädig, die Chemorezeptoren lassen sich auf diese Weise aber nicht überlisten. Dementsprechend erliegen die Models früher oder später doch dem Drang, in etwas Fettigsüßes beißen zu müssen.

Die Chemorezeptoren animieren das Gehirn selbst dann Hunger auszulösen, wenn der Magen bis zum Rand gefüllt ist. Das passiert zum Beispiel, wenn sich ein Erdling mit Junk Food und minderwertigen Lebensmitteln vollstopft. Der Magen ist zwar voll, aber es sind kaum lebenswichtige Nährstoffe enthalten. Eine große Pizza, ein Teller Nudeln mit Soße, eine Schachtel Pralinen usw., liefern reichlich Energie. Aber Vitamine und einige andere lebenswichtige Nährstoffe kannst du darin mit der Lupe suchen. Ohne diese lebenswichtigen Nährstoffe nützt die Energie aber wenig. Also folgt Pizza & Co. alsbald wieder Appetit. Damit verbindet das Gehirn die Hoffnung, dass die fehlenden Vitamine mit dem nächsten Essen aufgenommen werden. Die unnötig aufgenommene Energie hängt der Körper derweil über den Gürtel bzw. füllt die Reiterhosen knackig damit aus. Bestätigung findet diese Beschreibung auch in Untersuchungen, die moppeligen Erdlingen häufig eine unzureichende Versorgung mit lebenswichtigen Nährstoffen bescheinigen.

Dass Defizite an lebenswichtigen Nährstoffen auch das Diäthalten erschweren, haben Erdlings-Forscher in diversen Untersuchungen nachweisen können. Fehlen zum Beispiel Vitamine oder bestimmte Fettsäuren, meldet sich der Hunger vergleichsweise rasch zurück. Daraus erwächst die Gefahr, die Diät erfolglos abzubrechen.

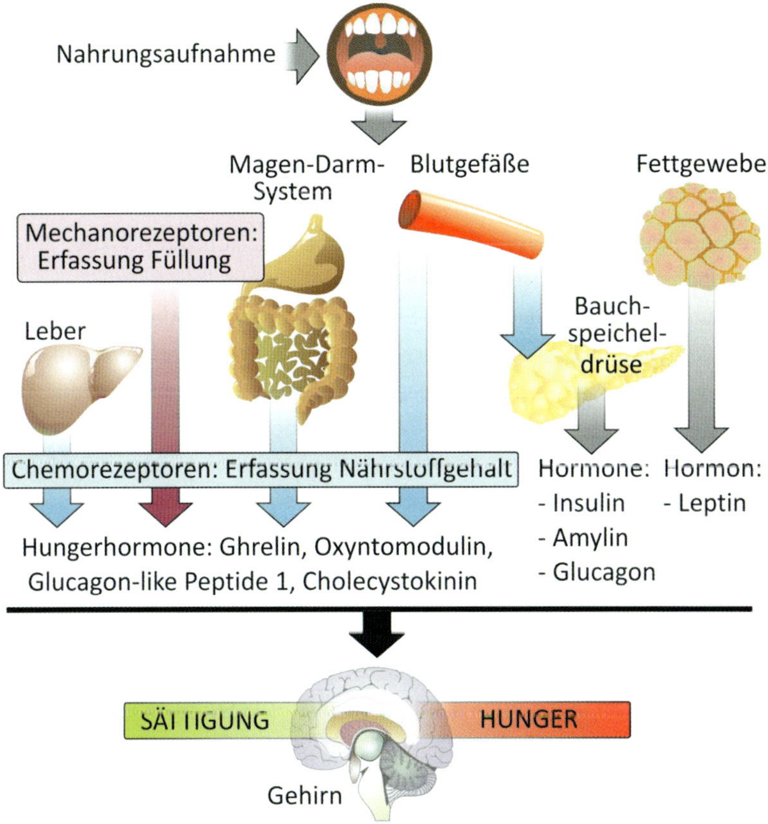

Abbildung 9: Der Hunger-Sättigungs-Mechanismus. Über die Erfassung der Konzentration der Nährstoffe im Magen-Darm-System, im Blut und in der Leber wird die Bildung hungerbeeinflussender Hormone bedingt. Auch aus der Bauchspeicheldrüse und dem Fettgewebe werden hungerbeeinflussende Hormone freigesetzt. Mit dem Blut erfolgt der Transport der Hormone ins Gehirn. Auf diese Weise wird es von der Nährstoffversorgung des Körpers informiert und kann entscheiden, ob erneut Hunger ausgelöst werden muss.

Tja, so ist das im Leben. Du musst weniger Essen, um abnehmen zu können. Das Wenigeressen aber bedingt Hunger, der bereits kurzfristig wieder zum Essen verführt. Fehlen zudem wichtige Nährstoffe, gerät der Hunger außer Rand und Band. Vom richtigen Abnehmen muss man Ahnung haben, sonst geht es schief.

Bei einigen Erdlingen besteht von Natur aus eine Unregelmäßigkeit in der Bilanz zwischen Hunger und Sättigung. Der Prozess der Sättigung tritt deutlich verzögert ein oder ist gestört. Selbst beim Nichtdiäthalten neigen die betroffenen Erdlinge zu überhöhter Nahrungszufuhr. Kommt dann noch der Einfluss einer Hungerkur hinzu, verschlechtert sich die Regelung des Hunger-Sättigungs-Mechanismusses in markantem Ausmaß zu Ungunsten der Sättigung.

Bei moppeligen Erdlingen konnte beobachtet werden, dass deren maximale Sättigung infolge der Magenfüllung zeitiger eintritt, als bei normalgewichtigen Erdlingen. Ursache ist die verzögerte Entleerung des Magens in den Darm. Das klingt erst einmal gut, denn ein voller Magen steht für langanhaltende Sattheit.

Zwei Besonderheiten erweisen sich dabei jedoch als kontraproduktiv. Zum einen füllen moppelige Erdlinge ihren Magen mit zu vielen Energieträgern auf. Unabhängig von den günstigen bzw. ungünstigen Effekten der Magenentleerungsrate nehmen sie zu viel Energie auf. Zum anderen erweist sich die Magenentleerung in den Darm zu stark verzögert. Die verzögerte Magenentleerung verhindert anschließend die Verdauung im Darm und die Aufnahme der Nährstoffe ins Blut. Die Chemorezeptoren bzw. Energie- und Nährstoffkontrolleure in Darm und Blut finden das nicht lustig. Sie vermuten eine Unterversorgung mit Energie, beschweren sich beim Gehirn und verlangen die Auslösung eines erneuten Hungergefühls. Und so wird Hunger ausgelöst, obwohl der Magen bereits reichlich mit Nahrung und Energie gefüllt ist.

Die Erklärungen zeigen dir eindrucksvoll, wie dich der mächtige Hunger-Sättigungs-Mechanismus infolge Abstimmungsquerelen am Abnehmen hindert. In dem Fall kannst du dich bereits glücklich schätzen, nicht weiter zuzunehmen.

3.12 Zehn Kilo bis zur schlechten Laune

Die Region im Gehirn, welche den Hunger und die Sättigung und somit den Energiehaushalt regelt, beeinflusst unter anderem auch die Stimmung. Insbesondere die hungerbeeinflussenden Substanzen mit den komischen Namen aus dem vorangegangenen Kapitel spielen dabei eine Rolle. Denn sie kommunizieren mit Botenstoffen und Nervenzellen, welche sich direkt auf deine Stimmung und Laune bemerkt machen.

Gut beleibte Erdlinge, vor allem die weiblichen, leiden häufig unter ihrem erhöhten Körpergewicht und sind alles andere als zufrieden. Gerne würden sie Kleidung in einer kleineren Konfektionsgröße tragen, sich im Sommer leicht und körperbetont kleiden, zum festlichen Anlass das kleine Schwarze tragen oder am Strand im knappen Bikini herumhüpfen. Logisch, dass keine gute Stimmung aufkommt, wenn solche Vorstellungen unerreichte Wünsche bleiben. Hinzu kommt, dass die Medien rund um die Uhr sportlich schlanke Erdlings-Weibchen in allen möglichen Situationen präsentieren. Egal ob beim Modeln, beim Kochen, beim Moderieren, beim Putzen, im Urlaub, beim Essen, beim Waldspaziergang, beim Lesen, beim Verliebtsein, beim Wetterbericht, im Familienverbund - es werden immer glückliche, jugendlich anmutende, perfekt gestylte und super geformte Erdlinge präsentiert. Das ist für das ein oder andere Erdlings-Weibchen ein ziemlicher Brocken, an dem es mächtig zu schlucken hat.

Gelingt das Abnehmen, hellt sich die Stimmung oftmals auf. Die Erdlinge treten selbstbewusster auf, sind fröhlicher und aufgeschlossener. Sie bestellen ein paar tolle Klamotten, drehen und betrachten sich damit vor dem Spiegel und springen hinaus ins Freie: „Welt, ich komme!". Selbst Depressionen können auf diese Weise kuriert werden. Na klar, wenn die ersehnten Träume wahr werden, dann ist das ein Supergefühl.

Aber halt! Was sagt denn das Gehirn dazu? Ein Erdling der abnimmt und dabei Freude verspürt und sich glücklich fühlt? Wie passt das ins Bild meiner Erklärungen?

Es wird also Zeit auf den Boden der Realität zurückzukehren. Richtig ist, dass ein paar Pfunde weniger glücklich machen. Das Glücklichsein hält ungefähr bis zu einem Verlust von fünf bis zehn Kilo an. Geht es weiter bergab mit dem Gewicht, zeigt sich bei einigen Erdlingen erneut ein Stimmungswechsel - diesmal leider in die andere Richtung. Die Freude vergeht und der Unmut nimmt zu. Nicht wenige Erdlinge neigen in dieser Situation zu den gleichen Depressionen, die sie bereits als Moppel erfahren mussten.

Schön ist das nicht, aber letzten Endes logisch und bezüglich der Ziele des Gehirns konsequent. Erinnere dich: Das Gehirn will nicht, dass du abnimmst. Es möchte dich vor dem Hungertod bewahren.

Schlechte Laune alleine genügt nicht grundsätzlich, um das Hungern zu stoppen. Schlechte Laune am Arbeitsplatz führt auch nicht dazu, den Job sofort hinzuschmeißen. Da muss schon mehr passieren. Das Gehirn nutzt daher zur Überzeugung eine zweite Größe: Den Depressionen durch Hungern werden Glücksgefühle beim Essen gegenüber gestellt. Willst du nicht weiter traurig sein, beende die Hungerkur! Willst du zudem glücklich sein, dann iss! Zur Verstärkung des Effektes verändert das Gehirn zusätzlich die Aktivität der hunger- und sättigungsbeeinflussenden sowie der stimmungsbeeinflussenden Substanzen. Als Folge zeigt sich die, Hungrigen nur zu gut bekannte, Sau-Laune und Begierde auf Essen.

Der Gewichtsverlust von zirka zehn Kilo fällt häufig mit dem Eintreten des Gewichtsplateaus zusammen. In dieser Phase bleibt ein weiterer Gewichtsabbau aus, obwohl der Erdling (seiner Meinung nach) konsequent mit Hungern beschäftigt ist. Erreicht wird diese Situation durch Veränderungen in der Stoffwechselaktivität. Der Stoffwechsel „verlangsamt" sich. Dazu berichte ich ausführlich im nächsten großen Kapitel. Den Erdling treibt dieser Zustand zur Verzweiflung. Er muss erkennen, trotz durchlebter Qualen keinen weiteren Erfolg verzeichnen zu können. Als Folge gibt er den Willen, weiter abzunehmen, auf und wendet sich bereitwilliger dem Essen zu. Die schlechte Laune durch Hungern wird demnach durch schlechte Laune infolge ausbleibenden Erfolgs verstärkt.

Nicht selten kritisieren die betroffenen Erdlinge an sich selbst, sie wären mental zu schwach, um eine Diät durchzuhalten. Sie sehen sich als Warmduscher, Fußföner oder Heizdeckenlieger. Aber schlechte Laune, Nervosität, Depressionen, Reizbarkeit, Aggressivität und ein abnehmendes Selbstwertgefühl beim Diäthalten sowie das Abbrechen von Hungerkuren stellen keine Weicheier-Schwächen dar. Denn die eingebildete Kraftlosigkeit ist reine Biochemie. Auch darauf hatte ich bereits hingewiesen. Es sind die Substanzen im Gehirn, welche den Erdling gefügig machen und schachmatt setzen. Dabei wirkt ein seit Jahrmillionen in den Säugetieren gereifter und perfektionierter Mechanismus zur Regelung des Energiehaushaltes. Und dann kommst du kleiner Erdling daher und erdreistest dich mit einer zweiwöchigen Diät gegen die Kraft von Jahrmillionen ankämpfen zu wollen. Na wenn das nicht Größenwahn ist!

Die Vernetzung des Hunger-Sättigungs-Zentrums mit dem Stimmungs-Zentrum im Gehirn erklärt auch die Nebenwirkung bestimmter Appetitzügler und Abnehmpillen. Ich hatte bereits berichtet, dass ein paar Medikamente wegen verstärkten Auftretens von Depressionen und sogar Selbstmorden verboten wurden. Versuche, das Hunger-Sättigungs-Zentrum zu manipulieren, führen nicht selten zu ungünstigen Veränderungen der Psyche. Gleiches gilt umgekehrt. Medikamente, welche Depressionen dämpfen sollen, können den Aufbau von Körperfettgewebe bedingen.

3.13 Getriebener Jäger in der Nacht

Je stärker das Körpergewicht und das Körperfett infolge einer Diät gesenkt werden, desto mehr verkürzt sich die Schlafdauer in der Nacht. Diese Situationen beschreiben vor allem abnehmwillige Erdlinge, die ihren Körperfettanteil unter den Normalwert reduzieren. Das Erstaunliche dabei ist, dass die Verkürzung der Schlafzeit in der Nacht nicht zu überdurchschnittlicher Müdigkeit am Tag führt. Im Gegenteil fühlen sich die Erdlinge fast rund um die Uhr hellwach und leistungsfähig.

Ich selbst konnte feststellen, dass mein Schlafbedürfnis bei einem Körperfettanteil von mehr als dreizehn Prozent bei herkömmlichen sieben bis acht Stunden pro Tag liegt. Beim Abspecken auf weniger als acht Prozent Körperfett verminderte sich mein tägliches Schlafbedürfnis hingegen auf maximal fünf Stunden! Dabei fühlte ich mich weder schlapp noch müde. Im Gegenteil musste ich sofort aufspringen und mit irgendeiner Tätigkeit beginnen, sobald sich meine Augen am frühen Morgen öffneten. Selbst mein Wecker schlief noch tief und fest, wenn ich bereits auf Hochtouren lief. Seltener fiel der Nachtschlaf auch mal völlig aus. Dann hieß es die ganze Nacht nach Beschäftigung suchen, um den Tatendrang in den Griff zu bekommen. Marsmännchen sind halt auch nur Erdlinge.

Da ich mehrmals Diäten zur Minimierung des Körperfettanteils testete, konnte ich die beschriebene Situation mit der Veränderung der Schlafdauer auch mehrmals an mir beobachten. Die ersten Male kümmerte ich mich nicht weiter darum. Es war halt so und basta. Schließlich ging es mir nicht schlecht und es gab keinen Grund, die Situation zu hinterfragen.

Irgendwann kam dann doch die Neugierde durch. Die Regelmäßigkeit, mit der sich mein Schlafbedürfnis in Relation zum Körperfettanteil veränderte, verblüffte mich. Grotesk war auch, dass ich mit einem erzwungenen Kurzschlaf von fünf Stunden bei mehr als dreizehn Prozent Körperfett vollkommen erledigt war. Ständig müde und lustlos, gab ich das Experiment auf. Da war es dann doch viel schöner, nach ausgiebigem Schlaf aufzuwachen und noch ein paar Minuten zu dösen.

Jetzt möchtest du wissen, was dahinter steckt? Bevor ich mit der Erklärung beginne, stelle ich dir mal wieder eine Frage: Was ist, wenn du weniger Zeit mit Schlafen verbringst?

Die Antwort ist einfach: Du verbringst mehr Zeit im wachen Zustand.

Genau das möchte dein Gehirn. Denn wenn du länger wach und dabei voll leistungsfähig bist, hast du mehr Zeit, engagiert nach Essen zu suchen. Das Ziel des Gehirns dürfte klar sein: Der Erdling soll essen, um dem Hungertod zu entgehen.

Verantwortlich für das verlängerte Wachsein sind wahrscheinlich spezielle Endorphine. Das sind hormonähnliche Stoffe. Sie werden extra für diese Situation in größeren Mengen im Körper gebildet. Sobald der Körperfettanteil wieder deutlich zugenommen hat, bedarf es der verlängerten Wachphasen zum Essensuchen nicht mehr. Folglich sinkt der Spiegel der Endorphine ab und dein Gehirn lässt dich wieder länger schlafen.

Aber bitte nicht verwechseln: Das gezielte Verkürzen des Nachtschlafes mit dem Ziel, den Körperfettanteil zu vermindern, funktioniert nicht! Ganz im Gegenteil kann unzureichender Schlaf in der Nacht den Aufbau von Körperfett fördern. Erst wenn der Körperfettanteil deutlich und stark reduziert ist, greift der oben beschriebene Mechanismus der Auslösung verminderten Schlafbedarfs.

Die Schlafdauer und die Qualität des Schlafes scheinen im Allgemeinen zwei wesentliche Größen hinsichtlich der Regelung des Körpergewichtes darzustellen. So konnte festgestellt werden, dass insbesondere moppelige Erdlinge häufig zu wenig schlafen. Die nehmen tatsächlich besser ab, wenn sie regelmäßig acht Stunden Nachtruhe halten. Auch Unregelmäßigkeiten im Schlaf, wie zum Beispiel häufiges Aufwachen, erschweren das Abnehmen. Demnach sind Erdlinge mit gestörter Schlafqualität beim Abnehmen weniger erfolgreich, als Erdlinge, die tief und fest durchschlafen.

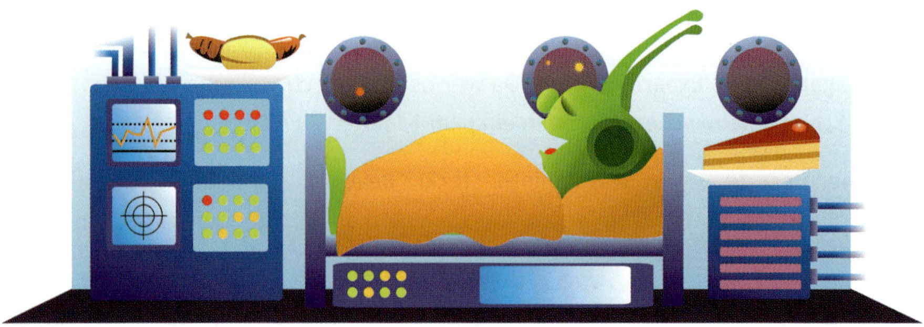

3.14 Erlaubt, verboten, reingelegt!

Die Strategie, Erdlinge mit ihrer eigenen Psyche auszutricksen, nutzt das Gehirn gern. Schließlich kommen die wenigsten darauf, dass die persönlich wahrgenommenen Schwächen und Gefühlsduseleien biochemisch im Gehirn verursacht werden.

Einer dieser Psychotricks ist eine Fehlwahrnehmung, die aus dem Essen nach „Erlaubt-Verboten!"-Regeln resultiert. Nicht wenige Diäten zum Abnehmen schreiben Verbote oder zumindest starke Eingrenzungen vor. Die Verbote sollen helfen, dickmachende Ernährungsverhaltensweisen von vornherein auszuschließen. So sollst du zum Beispiel bei fettarmer Ernährung weitestgehend auf Butter, Soßen, Cremetorte, fettes Fleisch und Frittiertes verzichten. An Nudeln, Reis und Kartoffeln hingegen darfst du dich sättigen. Bei ketogenen (streng kohlenhydratarmen Diäten) ist es umgekehrt. Du musst Süßwaren, Brot, Kartoffeln, Frühstückscerealien, Teigwaren usw. meiden. Fettes Fleisch, Butter, Öle und Eier darfst du nach Belieben verzehren.

Solche Ernährungsformen funktionieren anfänglich gut. Durch die Einschränkung der Energiezufuhr werden die körpereigenen Fettreserven abgebaut und das Gewicht sinkt. Nach einer gewissen Zeit spielt das Gehirn jedoch nicht mehr mit. Es will den Erdling wieder mehr essen sehen. Dabei nutzt es die Konzentration des Erdlings auf die Verbotsregeln aus. Das Ganze funktioniert wie folgt:

Der Erdling achtet strikt darauf, die Verbote einzuhalten. Schließlich möchte er erfolgreich sein und das ungeliebte Körperfett loswerden. Auf die Erlaubtregeln achtet er allerdings nicht. Wozu auch? Im Gegenteil heißt es sogar, er darf sich an den erlaubten Lebensmitteln und Speisen satt essen. Super für das Gehirn, welches den Erdling in dieser Situation geradezu unbemerkt dazu verleitet, von den erlaubten Lebensmitteln mehr als sonst zu verspeisen. Die eingesparte Energie der verbotenen Lebensmittel nimmt der Erdling somit über den Mehrverzehr an erlaubten Lebensmitteln wieder auf. Dadurch steigt das Körpergewicht logischerweise wieder an. Verstehen kann das der irritierte Erdling nicht, denn er meint, den Verbotsregeln ausnahmslos zu folgen.

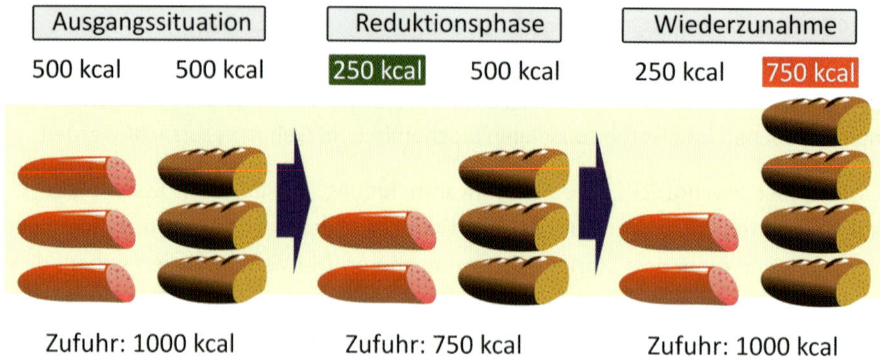

Abbildung 10: Ein Beispiel für die Energiekompensation bei Verbotsregeln. Ein Erdling nimmt 500 kcal über fettreiche Lebensmittel (im Bild die Wurst) und 500 kcal über fettarme Lebensmittel (im Bild das Brot) auf. Damit er Körperfett abbauen kann, beginnt er die fettreichen Lebensmittel zu reduzieren. Er isst weniger Wurst. Daraus resultiert eine Energieeinsparung von täglich 250 kcal, wodurch er abnimmt. Im Lauf der Zeit erhöht er unbewusst den Verzehr an Brot, welches erlaubt ist. Im Endeffekt nimmt er die eingesparten 250 kcal über den Mehrverzehr an Brot auf. Sein Gewicht steigt wieder an.

Dieses unbewusste Ausgleichen der Energiezufuhr gilt auch als eine Ursache für das Versagen der fettarmen Ernährung, welche von den Ernährungsgesellschaften der Erde seit Jahrzehnten empfohlen wird. Das magere Ergebnis fettarmer Ernährung beläuft sich auf weniger als zwei Kilo Gewichtsverlust. Was für ein „Erfolg", wenn ein Erdling mit dreißig, vierzig oder auch mehr Kilo Übergewicht zu kämpfen hat.

3.15 Wie gewonnen so zerronnen

Weil es so schön ist, bleibe ich beim Aspekt Psyche und Essen. Denn zu diesem Thema gibt es weiteres Interessantes zu berichten.

Ein paar der Erdlinge auf dem blauen Planeten sind mental sehr stark. Was sie sich in den Kopf gesetzt haben, ziehen sie eisern durch. Da kann kommen was wolle, das Ziel wird nicht aufgegeben. Gegen diese Sturheit anzukämpfen, wäre selbst für das Gehirn ein unökonomischer Aufwand. Besser ist es, den eifrigen Erdling gewähren zu lassen. Zumindest vorerst.

Aufgrund ihres konsequenten Handelns schaffen es mental starke Erdlinge, erstaunliche Ergebnisse vorweisen zu können. Sie nehmen enorme Mengen Fettgewebe ab und realisieren es, dass jede Muskelgruppe bzw. jede Muskelfaser ersichtlich wird. Das sieht top aus! Nachvollziehbarerweise erfreuen sich die erfolgreichen Erdlinge stolz an ihrer Leistung.

Bis zum Eintritt des Zeitpunktes des maximalen Erfolgs und der größten Freude verhält sich das Gehirn ruhig und beobachtet die Situationen gelassen. Es belässt den Erdling in seinem Glauben, er sei stark genug, den Gesetzen der Natur zu trotzen. Tritt der Zeitpunkt des größten Erfolges schließlich ein und ist die Freude dementsprechend am größten, sieht das Gehirn seine Chance gekommen. Denn es weiß: Jetzt hat der Erdling sein Ziel erreicht und wird seinen eisernen Willen lockern. Damit in Verbindung steht das Ablassen von der strikten Verhaltensweise.

Mit dem Gedanken „Ich bin erfolgreich und ich weiß, wie ich zum Ziel komme!“ weicht der Erdling sein penibles Essverhalten tatsächlich auf und beginnt sich mit Leckereien zu belohnen. Dabei ist ihm durchaus bewusst, dass er seine Topform aufs Spiel setzt. Das macht aber nichts, denn er meint erneut siegessicher: „Ich weiß doch, wie es geht, das Ziel zu erreichen!“. Zudem verliert sich seine gute Form durch den Verzehr von ein paar Leckereien nicht sofort wieder. Das bestärkt ihn zusätzlich darin, mehr Freiheiten im Essverhalten genießen zu dürfen.

Den Sieges-Gedanken führt er jedes Mal an, nachdem er einen Zuwachs an Körpergewicht und Körperfett bemerkt. So geht es weiter, bis die verloren gegangenen Kilo Stück für Stück allesamt wieder anwesend sind. Zum Schluss hat das Gehirn also doch seinen Willen bekommen und seine Interessen durchgesetzt – subtil aber effektiv.

3.16 Alles oder Nichts!

Erdlinge mit striktem Handeln belohnen sich mit einem Gefühl von Zufriedenheit, Siegesfreude und innerem Glück, wenn sie ihren Zielen in großen Schritten entgegeneilen. Daraus erwächst auch die Motivation, den strikten Weg beizubehalten. Die Kausalität ist für diese Erdlinge ganz klar gegeben: Es ist das strikte Handeln, welches den Erfolg ermöglicht. Also muss das strikte Handeln strikt bestehen bleiben. Wenn Schoki dick macht, dann muss sie gemieden werden! Wenn Butter dick macht, muss sie gemieden werden! Wenn Torte dick macht, muss sie gemieden werden! Selbst der kleinste Krümel darf dann nicht sein. Ausnahmen sind ausgeschlossen!

Striktes Handeln trifft früher oder später auf Grenzen. Diese Grenzen können organisatorischer, biochemischer oder sozialer Natur sein. Eine Erkältung, Urlaub, ungewohnter Stress auf Arbeit usw. machen es plötzlich unmöglich, den strikten Weg weiter zu verfolgen.

Vom Weg des strikten Handelns abgebracht zu werden und sich nicht dagegen wehren zu können, ertragen die vormals Eisernen nicht. Und so ändert sich deren Einstellung von „Alles geben!“ zu „Alles egal!“. Psychologen bezeichnen dieses Phänomen als „Alles-oder-Nichts-Reaktion“.

Dem Gehirn kommt das entgegen. Es lehnt sich zurück und verschränkt die Arme hinter dem Kopf. Ihm ist klar, dass sein untertäniger Erdling früher oder später an die Grenzen der Machbarkeit seines strikten Handelns stoßen wird. Dann ist der Spuk mit der Hungerkur vorbei. Alles in allem keine Situation, die dem Gehirn große Arbeit abverlangt.

Zu den psychologischen Fallen des Gehirns gehört auch der Trick mit der unerfüllten Erwartungshaltung. Es weiß, wie schön und motivierend moppelige Erdlinge die Vorstellung empfinden, möglichst viel Körpermasse in kurzer Zeit abbauen zu können. Und es weiß, wie dramatisch demotivierend es ist, wenn diese Erwartungen nicht in Erfüllung gehen.

Also lässt es den Gedanken und Hoffnungen seines Erdlings freien Lauf. Dabei schießen die Erwartungen hinsichtlich des Abnehmens wie erwartet über das Ziel hinaus. Das ist bereits der Anfang vom Ende. Denn Erdlinge mit unrealistischen Zielsetzungen geben tatsächlich rasch auf, wenn das gewünschte Ziel in unerreichbarer Ferne verbleibt.

Realistische Zielsetzungen wären demnach ein wichtiges Gebot zum erfolgreichen Abnehmen. Aber wie viele abnehmwillige Erdlinge kennst du, die sich mit realistischen Erwartungen zufrieden geben? Es dürften wenige sein. Einen Beweis für meine kritische Einschätzung liefern die unzähligen abnehmwilligen Erdlinge, die wiederkehrend auf falsche Versprechen windiger Geschäftemacher hereinfallen: „Mit unserer Pille verlieren Sie zehn Kilo in einer Woche!“. Getreu der Einstellung, „wenig tun – viel erreichen“, folgen tausende Erdlinge immer wieder blind den unheilbringenden Verlockungen. Sie lernen nicht dazu…

3.17 Des Gehirns Vorlieben

Was schmeckt dir am besten? Bist du eher ein süßer Typ oder liegt dir mehr an der herzhaften Hausmannskost? Eventuell magst du sogar beide Geschmäcker. Wie wäre es mit einem deftigen Steak und zum Nachtisch mit einem Vanillepudding oder mit einem Käse-Nudel-Auflauf gefolgt von trüffelgefüllter Schoki?

Zu fett, zu süß oder beides – Du weißt, dass darin ein wesentlicher Grund für das fröhliche und ungebremste Wachstum des Fettgewebes liegt. Zum erfolgreichen Abnehmen müssten die meisten Leckereien im Supermarkt, beim Bäcker, beim Fleischer oder in der Schokoladerie verbleiben. Angucken wäre okay - meinetwegen auch stundenlang. Ansonsten gilt aber: Finger weg!

Zu dem, was verbleibt, gehören unter anderem Rohkostsalat ohne Öldressing, Putenbrustfilet ohne Soße, Knäckebrot mit fettarmem Sauermilchkäse, Haferflocken mit entrahmter Milch, Brot ohne Butter und Magerquark mit Obststücken. Ab und zu dürfen es ein paar Nüsse sein - selbstverständlich ungesalzen und ohne Schokomantel. Immer wieder betonen Ernährungsexperten, dass auch die energiearmen Lebensmittel sehr gut schmecken. Die fettigen Süßigkeiten und die süßen Fettigkeiten ließen sich dadurch super ersetzen.

Was schmeckt und was nicht, weiß jeder Erdling selbst am besten. Da hilft es wenig, wenn der Magerquark wegen seiner angeblichen Schmackhaftigkeit in vollsten Tönen gelobt wird, aber tatsächlich eher an das Kauen auf Gips und Pappmaschee erinnert. Einen Liebhaber von Sahnejoghurt oder Schokopudding wird das nicht überzeugen. Ähnlich sieht es bei einem fetten Braten mit Rahmsoße aus, der durch trockene Hühnerbrustfilets ersetzt werden soll. Begeisterung kommt so nicht auf und die Lebensqualität lässt sich selbst unter dem Mikroskop nicht finden.

Trotzdem stürzen sich die Erdlinge eifrig in die faden Geschmacksexperimente. Hier gilt: Wer dünn sein will, muss leiden! Eine Belohnung gibt es zumindest. Denn die Magernahrung funktioniert und führt individuell mal mehr und mal weniger zum Gewichtsverlust.

Der Erfolg scheint jedoch nicht überzeugend zu sein. Früher oder später weichen die Erdlinge das Magernahrungs-Programm auf. Nach und nach finden die gemiedenen Leckereien ihren Weg zurück in die tägliche Kost. Der fade Geschmack und die ausbleibende Befriedigung beim Essen haben dafür gesorgt.

Welchen Geschmack aufgenommene Nahrung aufweist, wird mithilfe von Geschmacksknospen auf der Zunge erfasst. Zudem spielt auch die Nase eine Rolle, die bei Erkennung der Düfte hilft.

Die auf des Erdlings Zunge vorhandenen Geschmacksknospen können sechs Grundqualitäten unterscheiden. Dazu gehören süß, salzig, sauer, bitter und umami. Die Qualität „umami“ erklärt sich im Vergleich zu den anderen Geschmacksrichtungen nicht von selbst. Am ehesten lässt sich der Geschmack eines Fleischbrühe-Würfels zur Beschreibung anführen. Die sechste Grundqualität wurde erst in den letzten zehn Jahren von Erdlings-Wissenschaftlern erforscht. Es handelt sich um das Schmecken fettiger Nahrung.

Obwohl Erdlinge auch Scharfes schmecken, handelt es sich dabei nicht um eine eigenständige Sinnesleistung. Der Geschmack der Schärfe wird durch eine Schmerzreizung der Nerven bedingt. Du kennst sicherlich die brennende und zu Tränen rührende Begeisterung, die beim Beißen auf ein Pfefferkorn oder eine Chilischote entsteht.

Die Messung des Geschmacks ist ein vorerst wertfreier Prozess. Die Umwandlung des Geschmacksreizes in einen Nervenreiz und dessen Auswertung im Gehirn verursachen allerdings Gefühlsspektren von Begeisterung bis Ablehnung. Dem einen schmeckt es süß am besten, ein anderer mag es sauer und ein dritter liebt es salzig.

Entsprechend der geschmacklichen Vorlieben werden die Lebensmittel und Speisen ausgewählt, zubereitet und genossen. Die Unterschiedlichkeit in der Wertung des Geschmacks liegt unter anderem in den Genen, in den Erfahrungen und der geschmacklichen Gewöhnung begründet. Die bevorzugte Geschmacksrichtung lässt sich nicht einfach (und schon gar nicht langfristig) beim Essen ausblenden. Demzufolge sind Hungerkuren, welche die Geschmacksvorlieben eines Erdlings verletzen, wenig für die langfristige Anwendung geeignet. Da sagt uns die Geschicht: „Diäten, die nicht schmecken, helfen nicht!“

Der Erdling wird bereits mit einer Vorliebe auf Süßes und einer Ablehnung gegenüber Bitterem geboren. Aus evolutionsbiologischer Sicht ist das auch gut so. Denn bittere Früchte waren bzw. sind häufig giftig, während süße Früchte in der Regel genießbar waren bzw. genießbar sind. Krabbelte ein kleiner Steinzeit-Erdling das erste Mal unbeaufsichtigt aus der Höhle und begann kindstypisch alles in den Mund zu stecken, dann spuckte er die bitteren Dinge wieder aus: „Bäh - pfui Teufel! Was für ein widerwärtiger Geschmack!“. Da hatte die Steinzeit-Mutti, die nicht aufpasste, richtig Glück, den Nachwuchs nicht infolge einer Vergiftung zu verlieren.

Heutzutage enthalten süß schmeckende Lebensmittel häufig Unmengen an Energie. Der biologische Sicherungsmechanismus in Form der Vorliebe auf Süßes kann sich somit als Gefahr für das Körpergewicht erweisen. Der Erdling stirbt dann nicht durch giftige Beeren, sondern am Herzinfarkt durch Zucker.

Zum Teil ist die Vorliebe auf eine bestimmte Geschmacksrichtung so stark ausgeprägt, dass das Glücksgefühl durch den Verzehr der betreffenden Lebensmittel geradezu als „Lebensmittelabhängigkeit“ erklärt werden könnte. Ob es Lebensmittelabhängigkeiten im Sinne von Süchtigsein tatsächlich gibt, wird derzeit erforscht.

Immerhin weiß man, dass das nahrungsabhängige Glücksgefühl durch so genannte Neurotransmitter (Nervenbotenstoffe) verursacht wird, welche das Belohnungszentrum im Gehirn aktivieren.

Es ist leicht nachvollziehbar, dass Nahrung, die ein geprägtes Belohnungszentrum stimuliert, immer eine heißbegehrte Sache im Leben eines Erdlings sein wird. Auch auf diesem Weg hat sich das Gehirn eine Möglichkeit erschlossen, den Erdling zum Essen zu bewegen. Denn wenn es Glücksgefühle erzeugen kann, macht Essen noch mehr Spaß. In der Situation ist die Begierde groß, auch unabhängig des Auftretens von Hunger, zu essen. Essen stellt somit ein willkommenens Mittel dar, um Glücksgefühle auszulösen. Erdlingen, die sonst nicht viel zu lachen haben, dient zumindest das Essen als Lichtblick in einem grauen Leben.

Gut erforscht ist das Auftreten von Glück und Depressionen bei weiblichen Erdlingen in Abhängigkeit vom Wetter bzw. der Jahreszeit und dem Essverhalten. Im Sommer ermöglicht die Sonne die Bildung des Glückshormons Serotonin im Gehirn. In den Wintertagen fehlt die strahlende Kraft der Sonne. Das Glücksgefühl weicht und die schlechte Laune kommt. Alternativ lässt sich die Serotoninbildung durch den Verzehr von Süßigkeiten, Kuchen & Co auslösen. Süßigkeiten gibt es auch im Winter in rauen Mengen. Allerding erweisen sich Süßwaren zur Stimulierung alltäglichen Glücks als fatale Falle. Denn neben dem Glück im Kopf kommt reichlich Speck auf die Rippen.

Des Gehirns geschmackliche Vorlieben lassen sich durch ungeeignete Verhaltensweisen der Erdlinge sogar auf ein unnormales Maß verstärken. Das passiert wie folgt beschrieben:

Die Geschmacksleistung der Zunge verliert im Lauf der Zeit an Sinneskraft. Der Schokoriegel, der vor fünf Jahren noch ein berauschendes Geschmackserlebnis auslöste, schmeckt heute fade und langweilig. Wiedergewinnen lassen sich der wohlwollend süße Geschmack und die Befriedigung im Gehirn, indem noch mehr Zucker und Aromen in den Riegel gemischt werden. Irgendwann in den nächsten Jahren schmeckt aber auch der nicht mehr süß und aromatisch genug. Dann wird es Zeit, den Zuckeranteil ein weiteres Mal zu erhöhen. Die Lebensmittelindustrie gibt sich redlich Mühe, die Geschmacksvorlieben der Erdlinge immer wieder erneut zu treffen.

Auch Hungerkuren verändern das Geschmacksempfinden in ungewünschter Weise. Süß ist dann nicht mehr süß genug und herzhaft ist nicht mehr fett genug. Kulinarische Befriedigung lässt sich in dieser Situation lediglich durch den Verzehr stark zucker- und fettreicher Lebensmittel erzeugen. Mit der Körperfettreduktion verträgt sich das Vertilgen der Energiebomben allerdings wenig. Die angestrebten Abnehmkuren wandeln sich somit rasch zu Mastprogrammen, worüber das Gehirn lacht.

3.18 Chaos im Kopf

Der Überfluss an Lebensmitteln, ständiger Stress, Übergewicht und aufreibende Versuche des Abnehmens machen das Gehirn konfus. Dann bekommt es schlechte Laune und reagiert gereizt: „Wenn hier einer bestimmt, wo es lang geht, dann bin ich das!". Erneute Versuche des Abnehmens bremst es kurzerhand aus. Im Gegenteil beginnt es den Erdling unter sich verstärkt damit zu drangsalieren, reichliches Essen zur Notwendigkeit werden zu lassen.

Messen lässt sich dieser Zustand anhand veränderter elektrochemischer Ströme und Aktivitäten in diversen Gehirnarealen. Bei moppeligen Erdlingen können die nahrungsbedingten Gehirnaktivitäten deutlich von denen schlanker Erdlinge abweichen. Das macht sich auch auf den Energiestoffwechsel bemerkt. So ist zum Beispiel das Verlangen nach hochkalorischen Leckereien bei den Moppel-Erdlingen sehr viel stärker ausgeprägt als bei den normalgewichtigen Erdlingen. Stehen moppelige Erdlinge zudem chronisch unter Stress, spielt die Elektrik in den Gehirnzellen völlig verrückt. Dann heulen die Sirenen unentwegt und das Gehirn schreit regelrecht nach Zucker. Logisch, dass die dabei in Unmengen verschlungenen Zuckermengen das Fettgewebe in Wachstumsfreude versetzen. Eventuell liegt darin auch ein Grund, warum moppelige Erdlinge verstärkt Appetit bekommen, wenn ihnen Lebensmittelwerbung vom Fernsehen über Auge und Ohr ins Gehirn eindringt.

Ich denke du kannst gut nachvollziehen, dass es in dieser Situation schwierig wird, ein vorbildliches Ernährungsverhalten an den Tag zu legen. Nachzugeben oder ganz und gar aufzugeben, ist wesentlich einfacher.

3.19 Die Selbstverdauung des Gehirns

Wenn es um das Thema Abnehmen geht, drehen sich die Gedanken in der Regel um den Abbau des unbeliebten Fettgewebes. Auch wissenschaftliche Untersuchungen betrachten überwiegend die Entwicklung des Körpergewichtes und des Fettgewebes. Tatsächlich werden jedoch fast alle Gewebe und Organe abgebaut, wenn der Körper mit weniger Nahrungsenergie versorgt wird. Das betrifft offensichtlich auch das Gehirn. Diesbezüglich konnte beobachtet werden, dass Gehirnzellen bei Energiemangel mit dem Abbau eigener Substanz beginnen. Lange Zeit wurden solche Reaktionen im Gehirn ausgeschlossen.

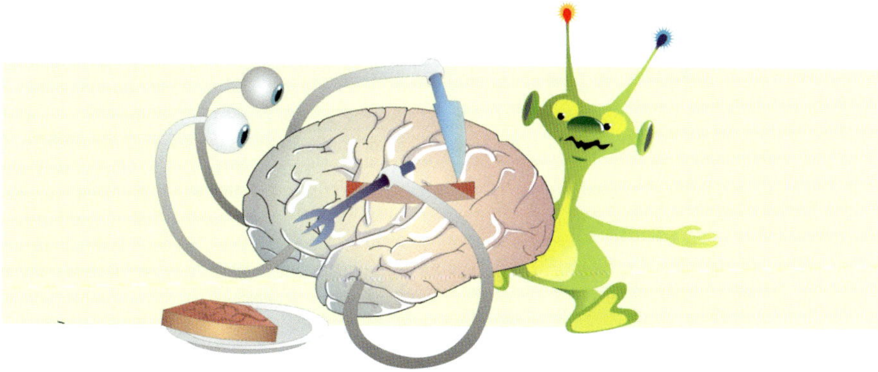

Welche Folgen daraus für die Gesundheit der Erdlinge resultieren, kann derzeit nicht gesagt werden. Die Beobachtung wurde an hungernden Mäusen gemacht. Zumindest hinsichtlich der Regelung des Hunger-Sättigungs-Mechanismusses erweist sich die Selbstverdauung der Gehirnzellen für die Pelztierchen ungünstig. Denn der Abbau der Zellsubstanz geht mit der Aktivierung hungersteigernder Hormone einher.

Der Prozess beginnt im Hunger mit der betonten Freisetzung von Fettsäuren aus den Fettzellen. Die Fettsäuren gelangen mit dem Blut ins Gehirn, wo sie von den Nervenzellen aufgenommen werden. Daraufhin beginnen in den Nervenzellen Enzyme mit dem Abbau von Zellsubstanz. Die Abbauprozesse wiederum regen die Bildung eines appetitstimulierenden Hormons an. Dieses Hormon ist an der Regelung des Hunger-Sättigungs-Mechanismusses beteiligt. Aus den betroffenen Nervenzellen freigesetzt, hemmt es die Aktivität spezieller sättigungsfördernder Nervenzellen. Im Ergebnis ertragen die Mäuse das Hungern nicht mehr und stürzen sich über jeden Happen, der ergattert werden kann.

Literatur Kapitel 3

Kapitel 3 Einleitung

Prins, J.B. & O'Rahilly, S. (1997). Regulation of adipose cell number in man. *Clin Sci (Lond), 92*(1), 3-11.

Kapitel 3.1

Ayub, Q., Moutsianas, L., Chen, Y., Panoutsopoulou, K., Colonna, V., Pagani, L., Prokopenko, I., Ritchie, G.R., Tyler-Smith, C., McCarthy, M.I., Zeggini, E. & Xue, Y. (2014). Revisiting the thrifty gene hypothesis via 65 loci associated with susceptibility to type 2 diabetes. *Am J Hum Genet, 94*(2), 176-85.

Chakravarthy, M.V. & Booth, F.W. (2004). Eating, exercise, and "thrifty" genotypes: connecting the dots toward an evolutionary understanding of modern chronic diseases. *J Appl Physiol (1985), 96*(1), 3-10.

Frost, P. (2006). European hair and eye color a case of frequency-dependent sexual selection? *Evolution and Human Behavior, 27*, 85–103.

Neel, J.V. (1962). Diabetes mellitus: a "thrifty" genotype rendered detrimental by "progress"? *Am J Hum Genet, 14*, 353-62.

O'rourke, R.W. (2014). Metabolic thrift and the genetic basis of human obesity. *Ann Surg, 259*(4), 642-8.

Prentice, A.M., Rayco-Solon, P. & Moore, S.E. (2005). Insights from the developing world: thrifty genotypes and thrifty phenotypes. *Proc Nutr Soc, 64*(2), 153-61.

Sellayah, D., Cagampang, F.R. & Cox, R.D. (2014). On the evolutionary origins of obesity: a new hypothesis. *Endocrinology, 155*(5), 1573-88.

Speakman, J.R. (2013). Evolutionary perspectives on the obesity epidemic: adaptive, maladaptive, and neutral viewpoints. *Annu Rev Nutr, 33*, 289-317.

Stannard, S.R. & Johnson, N.A. (2004). Insulin resistance and elevated triglyceride in muscle: more important for survival than "thrifty" genes? *J Physiol, 554*(Pt 3), 595-607.

Kapitel 3.2

Anderson, J.W., Konz, E.C., Frederich, R.C. & Wood, C.L. (2001). Long-term weight-loss maintenance: a meta-analysis of US studies. *Am J Clin Nutr, 74*(5), 579-84.

Carty, C.L., Kooperberg, C., Neuhouser, M.L., Tinker, L., Howard, B., Wactawski-Wende, J., Beresford, S.A., Snetselaar, L., Vitolins, M., Allison, M., Budrys, N., Prentice, R. & Peters, U. (2011). Low-fat dietary pattern and change in body-composition traits in the Women's Health Initiative Dietary Modification Trial. *Am J Clin Nutr, 93*(3), 516-24.

Dansinger, M.L., Tatsioni, A., Wong, J.B., Chung, M. & Balk, E.M. (2007). Meta-analysis: the effect of dietary counseling for weight loss. *Ann Intern Med, 147*(1), 41-50.

de Zwaan, M., Hilbert, A., Herpertz, .S, Zipfel, S., Beutel, M., Gefeller, O. & Muehlhans, B. (2008). Weight loss maintenance in a population-based sample of German adults. *Obesity (Silver Spring), 16*(11), 2535-40.

Due, A., Larsen, T.M., Mu, H., Hermansen, K., Stender, S. & Astrup, A. (2008). Comparison of 3 ad libitum diets for weight-loss maintenance, risk of cardiovascular disease, and diabetes: a 6-mo randomized, controlled trial. *Am J Clin Nutr, 88*(5), 1232-41.

Dulloo, A.G., Jacquet, J. & Montani, J.P. (2012). How dieting makes some fatter: from a perspective of human body composition autoregulation. *Proc Nutr Soc, 71*(3), 379-89.

Foster, G.D., Wyatt, H.R., Hill, J.O., Makris, A.P., Rosenbaum, D.L., Brill, C., Stein, R.I., Mohammed, B.S., Miller, B., Rader, D.J., Zemel, B., Wadden, T.A., Tenhave, T., Newcomb, C.W. & Klein S. (2010). Weight and metabolic outcomes after 2 years on a low-carbohydrate versus low-fat diet: a randomized trial. *Ann Intern Med, 153*(3), 147-57.

Gardner, C.D., Kiazand, A., Alhassan, S., Kim, S., Stafford, R.S., Balise, R.R., Kraemer, H.C. & King, A.C. (2007). Comparison of the Atkins, Zone, Ornish, and LEARN diets for change in weight and related risk factors among overweight premenopausal women: the A TO Z Weight Loss Study: a randomized trial. *JAMA, 297*(9), 969-77.

Heshka,S., Anderson, J.W., Atkinson, R.L., Greenway, F.L., Hill, J.O., Phinney, S.D., Kolotkin, R.L., Miller-Kovach, K. & Pi-Sunyer, F.X. (2003). Weight loss with self-help compared with a structured commercial program: a randomized trial. *JAMA, 289*(14), 1792-8.

Hill, J.O., Peters, J.C. & Wyatt, H.R. (2009). Using the energy gap to address obesity: a commentary. *J Am Diet Assoc, 109*(11), 1848-53.

Kraschnewski, J.L., Boan, J., Esposito, J., Sherwood, N.E., Lehman, E.B., Kephart, D.K. & Sciamanna, C.N. (2010). Long-term weight loss maintenance in the United States. *Int J Obes (Lond), 34*(11), 1644-54.

Larsen, T.M., Dalskov, S.M., van Baak, M., Jebb, S.A., Papadaki, A., Pfeiffer, A.F., Martinez, J.A., Handjieva-Darlenska, T., Kunešová, M., Pihlsgård, M., Stender, S., Holst, C., Saris, W.H. & Astrup, A. (2010). Diet, Obesity, and Genes (Diogenes) Project. Diets with high or low protein content and glycemic index for weight-loss maintenance. *N Engl J Med, 363*(22), 2102-13.

Maki, K.C., Rains, T.M., Kaden, V.N., Raneri, K.R. & Davidson, M.H. (2007). Effects of a reduced-glycemic-load diet on body weight, body composition, and cardiovascular disease risk markers in overweight and obese adults. *Am J Clin Nutr, 85*(3):724-34.

Matarese, L.E. & Pories, W.J. (2014). Adult Weight Loss Diets: Metabolic Effects and Outcomes. *Nutr Clin Pract, 29*(6), 759-767.

Mirza, N.M., Palmer, M.G., Sinclair, K.B., McCarter, R., He, J., Ebbeling, C.B., Ludwig, D.S. & Yanovski, J.A. (2013). Effects of a low glycemic load or a low-fat dietary intervention on body weight in obese Hispanic American children and adolescents: a randomized controlled trial. *Am J Clin Nutr, 97*(2), 276-85.

Phelan, S., Wyatt, H., Nassery, S., Dibello, J., Fava, J.L., Hill, J.O. & Wing, R.R. (2007). Three-year weight change in successful weight losers who lost weight on a low-carbohydrate diet. *Obesity (Silver Spring), 15*(10), 2470-7.

Sacks, F.M., Bray, G.A., Carey, V.J., Smith, S.R., Ryan, D.H., Anton, S.D., McManus, K., Champagne, C.M., Bishop, L.M., Laranjo, N., Leboff, M.S, Rood, J.C., de Jonge, L., Greenway, F.L., Loria, C.M., Obarzanek, E. & Williamson, D.A. (2009). Comparison of weight-loss diets with different compositions of fat, protein, and carbohydrates. *N Engl J Med, 360*(9), 859-73.

Shai, I., Schwarzfuchs, D., Henkin, Y., Shahar, D.R., Witkow, S., Greenberg, I., Golan, R., Fraser, D., Bolotin, A., Vardi, H., Tangi-Rozental, O., Zuk-Ramot, R., Sarusi, B., Brickner, D., Schwartz, Z., Sheiner, E., Marko, R., Katorza, E., Thiery, J., Fiedler, G.M., Blüher, M., Stumvoll, M. & Stampfer, M.J. Dietary Intervention Randomized Controlled Trial (DIRECT) Group. (2008). Weight loss with a low-carbohydrate, Mediterranean, or low-fat diet. *N Engl J Med, 359*(3), 229-41.

Stevens, V.J., Obarzanek, E., Cook, N.R., Lee, I.M., Appel, L.J., Smith West, D., Milas, N.C., Mattfeldt-Beman, M., Belden, L., Bragg, C., Millstone, M., Raczynski, J., Brewer, A., Singh, B. & Cohen, J. (2001). Trials for the Hypertension Prevention Research Group. Long-term weight loss and changes in blood pressure: results of the Trials of Hypertension Prevention, phase II. *Ann Intern Med, 134*(1), 1-11.

Svetkey, L.P., Stevens, V.J., Brantley, P.J., Appel, L.J., Hollis, J.F., Loria, C.M., Vollmer, W.M., Gullion, C.M., Funk, K., Smith, P., Samuel-Hodge, C., Myers, V., Lien, L.F., Laferriere, D., Kennedy, B., Jerome, G.J., Heinith, F., Harsha, D.W., Evans, P., Erlinger, T.P., Dalcin, A.T., Coughlin, J., Charleston, J., Champagne, C.M., Bauck, A., Ard, J.D. & Aicher, K. (2008). Weight Loss Maintenance Collaborative Research Group. Comparison of strategies for sustaining weight loss: the weight loss maintenance randomized controlled trial. *JAMA, 299*(10), 1139-48.

Kapitel 3.3

Björntorp, P., Carlgren, G., Isaksson, B., Krotkiewski, M., Larsson, B. & Sjöström L. (1975). Effect of an energy-reduced dietary regimen in relation to adipose tissue cellularity in obese women. *Am J Clin Nutr, 28*(5), 445-52.

Inohara, N., Koseki, T., Chen, S., Wu, X. & Núñez, G. (1998). CIDE, a novel family of cell death activators with homology to the 45 kDa subunit of the DNA fragmentation factor. *EMBO J, 17*(9), 2526-33.

Magnusson, B., Gummesson, A., Glad, C.A., Goedecke, J.H., Jernås, M., Lystig, T.C., Carlsson, B., Fagerberg, B., Carlsson, L.M. & Svensson, P.A. (2008). Cell death-inducing DFF45-like effector C is reduced by caloric restriction and regulates adipocyte lipid metabolism. *Metabolism, 57*(9), 1307-13.

Reuter, W. & Ulbricht, W. (1987). Behavior of the volume and number of fat cells in obese patients in middle age in inpatient weight reduction. *ZFA, 42*(5), 291-4.

Rossmeislová, L., Malisová, L., Kracmerová, J., Tencerová, M., Kovácová, Z., Koc, M., Siklová-Vítková, M., Viquerie, N., Langin, D. & Stich, V. (2013). Weight loss improves the adipogenic capacity of human preadipocytes and modulates their secretory profile. Diabetes, 62(6), 1990-5.

Salans, L.B., Horton, E.S. & Sims, E.A. (1971). Experimental obesity in man: cellular character of the adipose tissue. *J Clin Invest, 50*(5), 1005-11.

Singh, P., Somers, V.K., Romero-Corral, A., Sert-Kuniyoshi, F.H., Pusalavidyasagar, S., Davison, D.E., Jensen, M.D. (2012). Effects of weight gain and weight loss on regional fat distribution. *Am J Clin Nutr, 96*(2), 229-33.

Kapitel 3.4

Ahima, R.S. & Flier, J.S. (2000). Leptin. *Annu Rev Physiol, 62*, 413-37.

Baskin, D.G., Blevins, J.E. & Schwartz, M.W. (2001). How the brain regulates food intake and body weight: the role of leptin. *J Pediatr Endocrinol Metab, 14* Suppl 6, 1417-29.

Baskin, D.G., Figlewicz Lattemann, D., Seeley, R.J., Woods, S.C., Porte, D. Jr & Schwartz, M.W. (1999). Insulin and leptin: dual adiposity signals to the brain for the regulation of food intake and body weight. *Brain Res, 848*(1-2), 114-23.

Hamann, A. & Matthaei, S. (1996). Regulation of energy balance by leptin. *Exp Clin Endocrinol Diabetes, 104*(4), 293-300.

Loftus, T.M. (1999). An adipocyte-central nervous system regulatory loop in the control of adipose homeostasis. *Semin Cell Dev Biol, 10*(1), 11-8.

Kapitel 3.5

Cook, W.S. & Unger, R.H. (2002). Protein tyrosine phosphatase 1B: a potential leptin resistance factor of obesity. *Dev Cell, 2*(4), 385-7.

Jéquier, E. (2002). Leptin signaling, adiposity, and energy balance. *Ann N Y Acad Sci, 967*, 379-88.

Ur, E., Grossman, A. & Després, J.P. (1996). Obesity results as a consequence of glucocorticoid induced leptin resistance. *Horm Metab Res, 28*(12), 744-7.

Zhou, Y. & Rui, L. (2013). Leptin signaling and leptin resistance. *Front Med, 7*(2), 207-22.

Kapitel 3.6

Jackman, M.R., Steig, A., Higgins, J.A., Johnson, G.C., Fleming-Elder, B.K., Bessesen, D.H. & MacLean, P.S. (2008). Weight regain after sustained weight reduction is accompanied by suppressed oxidation of dietary fat and adipocyte hyperplasia. *Am J Physiol Regul Integr Comp Physiol, 294*(4), R1117-29.

Maumus, M., Sengenès, C., Decaunes, P., Zakaroff-Girard, A., Bourlier, V., Lafontan, M., Galitzky, J. & Bouloumié, A. (2008). Evidence of in situ proliferation of adult adipose tissue-derived progenitor cells: influence of fat mass microenvironment and growth. *J Clin Endocrinol Metab, 93*(10), 4098-106.

Smith, J., Al-Amri, M., Dorairaj, P. & Sniderman, A. (2006). The adipocyte life cycle hypothesis. *Clin Sci (Lond), 110*(1), 1-9.

Tchoukalova, Y.D., Votruba, S.B., Tchkonia, T., Giorgadze, N., Kirkland, J.L. & Jensen, M.D. (2010). Regional differences in cellular mechanisms of adipose tissue gain with overfeeding. *Proc Natl Acad Sci U S A, 107*(42), 18226-31.

van Harmelen, V., Skurk, T., Röhrig, K., Lee, Y.M., Halbleib, M., Aprath-Husmann, I. & Hauner, H. (2003). Effect of BMI and age on adipose tissue cellularity and differentiation capacity in women. *Int J Obes Relat Metab Disord, 27*(8), 889-95.

Kapitel 3.7

Engfeldt, P., Bolinder, J., Ostman, J. & Arner, P. (1985). Influence of fasting and refeeding on the antilipolytic effect of insulin in human fat cells obtained from obese subjects. *Diabetes, 34*(11), 1191-7.

Kersten, S. (2001). Mechanisms of nutritional and hormonal regulation of lipogenesis. *EMBO Rep, 2*(4), 282-6.

Lönnroth, P. (1991). Regulation of insulin action at the cellular level. *J Intern Med Suppl, 735*, 23-9.

Maclean, P.S., Bergouignan, A., Cornier, M.A. & Jackman, M.R. (2011). Biology's response to dieting: the impetus for weight regain. *Am J Physiol Regul Integr Comp Physiol, 301*(3), R581-600.

Parks, E.J. (2002). Dietary carbohydrate's effects on lipogenesis and the relationship of lipogenesis to blood insulin and glucose concentrations. *Br J Nutr, 87* Suppl 2, S247-53.

Reaven, G.M. (1979). Effects of differences in amount and kind of dietary carbohydrate on plasma glucose and insulin responses in man. *Am J Clin Nutr, 32*(12), 2568-78.

Kapitel 3.8

Chaput, J.P., Doucet, E. & Tremblay, A. (2012). Obesity: a disease or a biological adaptation? An update. *Obes Rev, 13*(8), 681-91.

Mayer, J. (1953). Glucostatic mechanism of regulation of food intake. *N Engl J Med, 249*(1), 13-6.

Page, K.A., Seo, D., Belfort-DeAguiar, R., Lacadie, C., Dzuira, J., Naik, S., Amarnath, S., Constable, R.T., Sherwin, R.S. & Sinha, R. (2011). Circulating glucose levels modulate neural control of desire for high-calorie foods in humans. *J Clin Invest, 121*(10), 4161-9.

Kapitel 3.9

Arner, P., Kriegholm, E., Engfeldt, P. & Bolinder, J. (1990). Adrenergic regulation of lipolysis in situ at rest and during exercise. *J Clin Invest, 85*(3), 893-8.

Lafontan, M. & Berlan, M. (1980). Evidence for the alpha 2 nature of the alpha-adrenergic receptor inhibiting lipolysis in human fat cells. *Eur J Pharmacol, 66*(1), 87-93.

Lafontan, M. & Berlan, M. (1995). Fat cell alpha 2-adrenoceptors: the regulation of fat cell function and lipolysis. *Endocr Rev, 16*(6), 716-38.

Pedersen, S.B., Kristensen, K., Hermann, P.A., Katzenellenbogen, J.A. & Richelsen, B. (2004). Estrogen controls lipolysis by up-regulating alpha2A-adrenergic receptors directly in human adipose tissue through the estrogen receptor alpha. Implications for the female fat distribution. *J Clin Endocrinol Metab, 89*(4), 1869-78.

Kapitel 3.10

Enoksson, S., Talbot, M., Rife, F., Tamborlane, W.V., Sherwin, R.S. & Caprio, S. (2000). Impaired in vivo stimulation of lipolysis in adipose tissue by selective beta2-adrenergic agonist in obese adolescent girls. *Diabetes, 49*(12), 2149-53.

Stich, V., De Glisezinski, I., Crampes, F., Hejnova, J., Cottet-Emard, J.M., Galitzky, J., Lafontan, M., Rivière, D. & Berlan M. (2000). Activation of alpha(2)-adrenergic receptors impairs exercise-induced lipolysis in SCAT of obese subjects. *Am J Physiol Regul Integr Comp Physiol, 279*(2), R499-504.

Stich, V., Marion-Latard, F., Hejnova, J., Viguerie, N., Lefort, C., Suljkovicova, H., Langin, D., Lafontan, M. & Berlan, M. (2002). Hypocaloric diet reduces exercise-induced alpha 2-adrenergic antilipolytic effect and alpha 2-adrenergic receptor mRNA levels in adipose tissue of obese women. *J Clin Endocrinol Metab, 87*(3), 1274-81.

Mauriège, P., Després, J.P., Prud'homme, D., Pouliot, M.C., Marcotte, M., Tremblay, A. & Bouchard, C. (1991). Regional variation in adipose tissue lipolysis in lean and obese men. J Lipid Res, 32(10), 1625-33.

Mauriège, P., Prud'homme, D., Lemieux, S., Tremblay, A. & Després, J.P. (1995). Regional differences in adipose tissue lipolysis from lean and obese women: existence of postreceptor alterations. *Am J Physiol, 269*(2 Pt 1), E341-50.

Kapitel 3.11

Drapeau, V., Blundell, J., Gallant, A.R., Arguin, H., Després, J.P., Lamarche, B. & Tremblay, A. (2013). Behavioural and metabolic characterisation of the low satiety phenotype. *Appetite*, 70, 67-72.

Gosby, A.K., Conigrave, A.D., Lau, N.S., Iglesias, M.A., Hall, R.M., Jebb, S.A., Brand-Miller, J., Caterson, I.D., Raubenheimer, D. & Simpson, S.J. (2011). Testing protein leverage in lean humans: a randomised controlled experimental study. *PLoS One, 6*(10), e25929.

Gosby, A.K., Conigrave, A.D., Raubenheimer, D. & Simpson, S.J. (2014). Protein leverage and energy intake. *Obes Rev, 15*(3), 183-91.

Harden, C.J., Jones, A.N., Maya-Jimenez, T., Barker, M.E., Hepburn, N.J., Garaiova, I., Plummer, S.F. & Corfe, B.M. (2012). Effect of different long-chain fatty acids on cholecystokinin release in vitro and energy intake in free-living healthy males. *Br J Nutr, 108*(4), 755-8.

Hussain, S.S. & Bloom, S.R. (2013). The regulation of food intake by the gut-brain axis: implications for obesity. *Int J Obes (Lond), 37*(5), 625-33.

Major, G.C., Doucet, E., Jacqmain, M., St-Onge, M., Bouchard, C. & Tremblay, A. (2008). Multivitamin and dietary supplements, body weight and appetite: results from a cross-sectional and a randomised double-blind placebo-controlled study. *Br J Nutr, 99*(5), 1157-67.

Meyer-Gerspach, A.C., Wölnerhanssen, B., Beglinger, B., Nessenius, F., Napitupulu, M., Schulte, F.H., Steinert, R.E. & Beglinger, C. (2014). Gastric and intestinal satiation in obese and normal weight healthy people. *Physiol Behav, 129*, 265-71.

Parra, D., Ramel, A., Bandarra, N., Kiely, M., Martínez, J.A. & Thorsdottir, I. (2008). A diet rich in long chain omega-3 fatty acids modulates satiety in overweight and obese volunteers during weight loss. *Appetite, 51*(3), 676-80.

Schneider, A. Mangelernährung bei Adipositas. (2008). Epidemiologie, Diagnostik und Therapie. *Aktuel Ernaehr Med, 33*, 280-283.

Valassi, E., Scacchi, M. & Cavagnini, F. (2008). Neuroendocrine control of food intake. *Nutr Metab Cardiovasc Dis, 18*(2), 158-68.

Kapitel 3.12

Chaput, J.P., Doucet, E. & Tremblay, A. (2012). Obesity: a disease or a biological adaptation? An update. *Obes Rev, 13*(8), 681-91.

Chaput, J.P., Drapeau, V., Hetherington, M., Lemieux, S., Provencher, V. & Tremblay, A. (2007). Psychobiological effects observed in obese men experiencing body weight loss plateau. *Depress Anxiety, 24*(7), 518-21.

Dixon, J.B., Dixon, M.E. & O'Brien, P.E. (2003). Depression in association with severe obesity: changes with weight loss. *Arch Intern Med, 163*(17), 2058-65.

Fabricatore, A.N., Wadden, T.A., Higginbotham, A.J., Faulconbridge, L.F., Nguyen, A.M., Heymsfield, S.B. & Faith, M.S. (2011). Intentional weight loss and changes in symptoms of depression: a systematic review and meta-analysis. *Int J Obes, 35*(11), 1363-76.

Franz, M.J., VanWormer, J.J., Crain, A.L., Boucher, J.L., Histon, T., Caplan, W., Bowman, J.D. & Pronk, N.P. (2007). Weight-loss outcomes: a systematic review and meta-analysis of weight-loss clinical trials with a minimum 1-year follow-up. *J Am Diet Assoc, 107*(10), 1755-67.

French, S.A. & Jeffery, R.W. (1994). Consequences of dieting to lose weight: effects on physical and mental health. *Health Psychol, 13*(3), 195-212.

Hasnain, M., Vieweg, W.V. & Hollett, B. (2012). Weight gain and glucose dysregulation with second-generation antipsychotics and antidepressants: a review for primary care physicians. *Postgrad Med, 124*(4), 154-67.

Nathan, P.J., O'Neill, B.V., Napolitano, A. & Bullmore, E.T. (2011). Neuropsychiatric adverse effects of centrally acting antiobesity drugs. *CNS Neurosci Ther, 17*(5), 490-505.

Kapitel 3.13

Calvin, A.D., Carter, R.E., Adachi, T., Macedo, P.G., Albuquerque, F.N., van der Walt, C., Bukartyk, J., Davison, D.E., Levine, J.A. & Somers, V.K. (2013). Effects of experimental sleep restriction on caloric intake and activity energy expenditure. *Chest, 144*(1), 79-86.

Magee, L. & Hale, L. (2012). Longitudinal associations between sleep duration and subsequent weight gain: a systematic review. *Sleep Med Rev, 16*(3), 231-41.

Sawamoto, R., Nozaki, T., Furukawa, T., Tanahashi, T., Morita, C., Hata, T., Komaki, G. & Sudo, N. (2014). Higher sleep fragmentation predicts a lower magnitude of weight loss in overweight and obese women participating in a weight-loss intervention. *Nutr Diabetes*, e144.

St-Onge, M.P. (2013). The role of sleep duration in the regulation of energy balance: effects on energy intakes and expenditure. *J Clin Sleep Med, 9*(1), 73-80.

Kapitel 3.14

Grieve, F.G. & Vander Weg, M.W. (2003). Desire to eat high- and low-fat foods following a low-fat dietary intervention. *J Nutr Educ Behav, 35*(2), 98-102.

Hooper, L., Abdelhamid, A., Moore, H.J., Douthwaite, W., Skeaff, C.M. & Summerbell, C.D. (2012). Effect of reducing total fat intake on body weight: systematic review and meta-analysis of randomised controlled trials and cohort studies. *BMJ*, 345, e7666.

Kapitel 3.16

Ames, G.E., Thomas, C.S., Patel, R.H., McMullen, J.S. & Lutes, L.D. (2014). Should providers encourage realistic weight expectations and satisfaction with lost weight in commercial weight loss programs? a preliminary study. *Springerplus*, 3, 477.

Dalle Grave, R., Calugi, S., Molinari, E., Petroni, M.L., Bondi, M., Compare, A., Marchesini, G; QUOVADIS Study Group. (2005). Weight loss expectations in obese patients and treatment attrition: an observational multicenter study. *Obes Res, 13*(11), 1961-9.

Provencher, V., Bégin, C., Gagnon-Girouard, M.P., Gagnon, H.C., Tremblay, A., Boivin, S. & Lemieux, S. (2007). Defined weight expectations in overweight women: anthropometrical, psychological and eating behavioral correlates. *Int J Obes (Lond), 31*(11):1731-8.

Kapitel 3.17

Ahmed, S.H., Guillem, K. & Vandaele, Y. (2013). Sugar addiction: pushing the drug-sugar analogy to the limit. *Curr Opin Clin Nutr Metab Care, 16*(4), 434-9.

Baik, J.H. (2013). Dopamine signaling in food addiction: role of dopamine D2 receptors. *BMB Rep, 46*(11), 519-26.

Beauchamp, G.K. & Mennella, J.A. (2011). Flavor Perception in Human Infants: Development and Functional Significance. *Digestion, 83*(Suppl 1): 1–6.

Drewnowski, A., Brunzell, J.D., Sande, K., Iverius, P.H. & Greenwood, M.R. (1985). Sweet tooth reconsidered: taste responsiveness in human obesity. *Physiol Behav, 35*(4):617-22.

Frank, S., Linder, K., Kullmann, S., Heni, M., Ketterer, C., Cavusoglu, M., Krzeminski, A., Fritsche, A., Häring, H.U., Preissl, H., Hinrichs, J. & Veit, R. (2012). Fat intake modulates cerebral blood flow in homeostatic and gustatory brain areas in humans. *Am J Clin Nutr, 95*(6), 1342-9.

Gravina, S.A., Yep, G.L. & Khan, M. (2013). Human biology of taste. *Ann Saudi Med, 33*(3), 217-22.

Laugerette, F., Passilly-Degrace, P., Patris, B., Niot, I., Febbraio, M., Montmayeur, J.P. & Besnard, P. (2005). CD36 involvement in orosensory detection of dietary lipids, spontaneous fat preference, and digestive secretions. *J Clin Invest, 115*(11), 3177-84.

Mennella, J.A. (2014). Ontogeny of taste preferences: basic biology and implications for health. *Am J Clin Nutr, 99*(3), 704S-11S.

Rolls, E.T. (2012). Taste, olfactory and food texture reward processing in the brain and the control of appetite. *Proc Nutr Soc, 71*(4), 488 501.

Smeets, P.A., Charbonnier, L., van Meer, F., van der Laan, L.N. & Spetter, M.S. (2012). Food-induced brain responses and eating behaviour. *Proc Nutr Soc, 71*(4):511-20.

Stroebe, W., van Koningsbruggen, G.M., Papies, E.K. & Aarts, H. (2013). Why most dieters fail but some succeed: a goal conflict model of eating behavior. *Psychol Rev, 120*(1), 110-38.

Volkow, N.D., Wang, G.J., Tomasi, D. & Baler, R.D. (2013). Obesity and addiction: neurobiological overlaps. *Obes Rev, 14*(1), 2-18.

Wurtman, R.J. & Wurtman, J.J. (1995). Brain serotonin, carbohydrate-craving, obesity and depression. *Obes Res,* 3 Suppl 4, 477S-480S.

Ziauddeen, H. & Fletcher, P.C. (2013). Is food addiction a valid and useful concept? Obes Rev, 14(1):19-28.

Kapitel 3.18

Cornier, M.A., Salzberg, A.K., Endly, D.C., Bessesen, D.H., Rojas, D.C. & Tregellas, J.R. (2009). The effects of overfeeding on the neuronal response to visual food cues in thin and reduced-obese individuals. *PLoS One, 28*;4(7), e6310.

Heni, M., Kullmann, S., Ketterer, C., Guthoff, M., Bayer, M., Staiger, H., Machicao, F., Häring, H.U., Preissl, H., Veit, R. & Fritsche A. (2014). Differential effect of glucose ingestion on the neural processing of food stimuli in lean and overweight adults. *Hum Brain Mapp, 35*(3), 918-28.

DelParigi, A., Chen, K., Salbe, A.D., Hill, J.O., Wing, R.R., Reiman, E.M. & Tataranni, P.A. (2004). Persistence of abnormal neural responses to a meal in postobese individuals. *Int J Obes Relat Metab Disord, 28*(3), 370-7.

Gordon, C.M., Dougherty, D.D., Rauch, S.L., Emans, S.J., Grace, E., Lamm, R., Alpert, N.M., Majzoub, J.A. & Fischman, A.J. (2000). Neuroanatomy of human appetitive function: A positron emission tomography investigation. *Int J Eat Disord, 27*(2):163-71.

Kemps, E., Tiggemann, M. & Hollitt, S. (2014). Exposure to television food advertising primes food-related cognitions and triggers motivation to eat. *Psychol Health, 29*(10), 1192-205.

Peters, A. (2011). The selfish brain: Competition for energy resources. *Am J Hum Biol, 23*(1), 29-34.

Rosenbaum, M., Sy, M., Pavlovich, K., Leibel, R.L. & Hirsch J. (2008). Leptin reverses weight loss-induced changes in regional neural activity responses to visual food stimuli. *J Clin Invest, 118*(7):2583-91.

Schmoller, A., Hass, T., Strugovshchikova, O., Melchert, U.H., Scholand-Engler, H.G., Peters, A., Schweiger, U., Hohagen, F. & Oltmanns, K.M. (2010). Evidence for a relationship between body mass and energy metabolism in the human brain. *J Cereb Blood Flow Metab, 30*(7), 1403-10.

Kapitel 3.19

Bosy-Westphal, A., Kossel, E., Goele, K., Later, W., Hitze, B., Settler, U., Heller, M., Glüer, C.C., Heymsfield, S.B. & Müller, M.J. (3009). Contribution of individual organ mass loss to weight loss-associated decline in resting energy expenditure. *Am J Clin Nutr, 90*(4), 993-1001.

Kaushik, S., Rodriguez-Navarro, J.A., Arias, E., Kiffin, R., Sahu, S., Schwartz, G.J., Cuervo, A.M. & Singh, R. (2011). Autophagy in hypothalamic AgRP neurons regulates food intake and energy balance. *Cell Metab, 14*(2), 173-83.

Quan, W., Kim, H.K., Moon, E.Y., Kim, S.S., Choi, C.S., Komatsu, M., Jeong, Y.T., Lee, M.K., Kim, K.W., Kim, M.S. & Lee, M.S. (2012). Role of hypothalamic proopiomelanocortin neuron autophagy in the control of appetite and leptin response. *Endocrinology, 153*(4), 1817-26.

4 Perfekt biologisch angepasst

Bisher habe ich dir erklärt, wie dich dein Gehirn am Abnehmen zu hindern versucht. Dabei hat es ein leichtes Spiel, wenn genügend Essen und Leckereien verfügbar sind. Es braucht lediglich dein Verlangen steigern und du greifst bereitwillig zu.

Was aber würde passieren, wenn keine Nahrung zur Verfügung stände? Klar, die schlechte Laune und der Heißhunger würden eintreten, wie es in den vorangegangenen Kapiteln geschrieben steht. Nur könntest du dem Wollen, Nahrung zuzuführen, nicht nachgeben.

In dieser Situation bestände tatsächlich die Gefahr, dass du verhungerst. Das Gehirn ändert daher seine Strategie und setzt nun auf den sparsamen Umgang mit den vorhandenen Fettreserven des Körpers. Dein Körper wird in den Zustand des Hungerstoffwechsels versetzt. Der Volksmund spricht diesbezüglich gerne von der „Stoffwechselverlangsamung" oder dem „eingeschlafenen Stoffwechsel". Wissenschaftler hingegen bezeichnen diesen Zustand als „biologische Anpassung".

Im Hungerstoffwechsel wird der Energieumsatz des Körpers auf ein notwendiges Minimum reduziert. Dadurch verbraucht dein Körper seine Fettreserven weniger schnell. Der Zeitraum bis zum Verhungern lässt sich somit hinauszögern. Das ist sinnvoll. Denn je mehr Zeit dir zum Überleben verbleibt, desto größer ist die Chance, dass du doch noch etwas Essbares findest.

Dumm ist nur, dass die Mechanismen des Hungerstoffwechsels auch dann bereits greifen, wenn du weniger isst. Denn die Abwehrmechanismen des Gehirns und die Mechanismen der Stoffwechselverlangsamung überschneiden sich bzw. werden parallel zueinander aktiviert. Demnach hindert dich dein Gehirn am Abnehmen, senkt drastisch die Fettverbrennung in den Zellen und verführt dich zum Essen. Ich denke du kannst bereits selbst erkennen, dass diese Konstellation keine gute ist, um erfolgreich und dauerhaft abnehmen zu können.

Die Abwehrmechanismen des Gehirns und die biologische Anpassung stellen in ihrer Gesamtheit einen Mechanismus dar, mit dessen Hilfe das Energiedefizit infolge einer Hungerkur weitestgehend ausgeglichen werden soll. Das dieser Mechanismus funktioniert, zeigen die Zahlen: Vom zu erwarteten Körpermasseabbau durch angewendete Hungerkuren bzw. Sportprogramme werden tatsächlich ein Viertel bis die Hälfte weniger erzielt. Das zeigt, dass ein Großteil deiner Anstrengungen abnehmen zu wollen, im Nichts verpuffen kann.

4.1 Schlaf gut Stoffwechsel!

Jedes Lebewesen benötigt Energie, um leben zu können. Die Energie nehmen die Lebewesen mit der Nahrung auf. Wie viel Energie ein Erdling täglich aufnehmen muss, wird wesentlich von seinem Körpergewicht beeinflusst. Pauschal lässt sich sagen, dass ein schwerer Erdling mehr Energie benötigt, als ein leichter Erdling.

Beim Abnehmen werden neben den körpereigenen Energiespeichern auch Zellsubstanz und Zellen diverser Gewebe und Organe abgebaut. Dadurch verringert sich das Gesamtkörpergewicht und somit die Biomasse, die mit Energie zu versorgen ist. Folglich sinkt der Energieumsatz. Der verminderte Energieumsatz basiert unter anderem auf dem Rückgang der absoluten Fettverbrennung.

Die vermindere Fettverbrennung wird unter Abnehmwilligen als Eschwerung des Körpergewichtsabbaus gewertet und der Rückgang im Energieumsatz als „eingeschlafener Stoffwechsel" bezeichnet.

Ganz so einfach ist es allerdings nicht. Denn nicht jeder Rückgang im Energieumsatz lässt sich mit einer Stoffwechselverlangsamung gleichsetzen. Das gilt insbesondere für den gewichtsabhängigen Energieumsatz. Hier müssen wir uns einer differenzierten Betrachtung bedienen.

Ich erkläre dir diesen Sachverhalt besser an einem vereinfachten Rechenbeispiel:

Die Energie, die ein ruhendes Erdlings-Weibchen benötigt, entspricht dem Produkt aus dem Körpergewicht in Kilogramm und dem dazu gehörigen Energiebedarf. In „Ruhe" bedeutet dabei, bewegungslos und entspannt zu liegen.

Bei einem Gewicht von 80 kg sieht die Berechnung für einen Tag wie folgt aus:

80 kg x 0,9 kcal/[kg x 1 Std.] x 24 Std. = **1728 kcal**

Demnach muss das Erdlingsweibchen täglich 1728 kcal zuführen, um sein bestehendes Körpergewicht von 80 kg in Ruhe zu erhalten. Bei einer Gewichtsreduktion von 10 kg würde sich der Energiebedarf entsprechend des Rechenswegs auf 1512 kcal reduzieren:

70 kg x 0,9 kcal/[kg x 1 Std.] x 24 Std. = **1512 kcal**

Daraus ergibt sich eine Differenz von **216 kcal** (1728 kcal – 1512 kcal), die der Körper pro Tag nicht mehr benötigt.

Aus der Darstellung lässt sich ableiten, dass der um 216 kcal verminderte Ruhe-Energiebedarf eine ziemlich normale Sache ist. Denn weniger Biomasse braucht weniger Energie zum Leben. Eine massive Störung der Fettverbrennung ist damit nicht zu erklären. Von einem „eingeschlafenen Stoffwechsel" und anderen Zaubereien kann daher nicht gesprochen werden.

Tatsächlich vermindert sich der tägliche Ruhe-Energieumsatz jedoch viel stärker, als es der Körpergewichtsabbau erklären ließe. Das können bis zu **15 %** mehr sein. Bezogen auf unser Rechenbeispiel würde das einen tatsächlichen Rückgang des Energieumsatzes um täglich **259 kcal** bedeuten. Demnach beträgt der Rückgang im Energieumsatz nicht wie erwartet 216 kcal, sondern 259 kcal. Das macht einen Unterschied von **43 kcal** pro Tag.

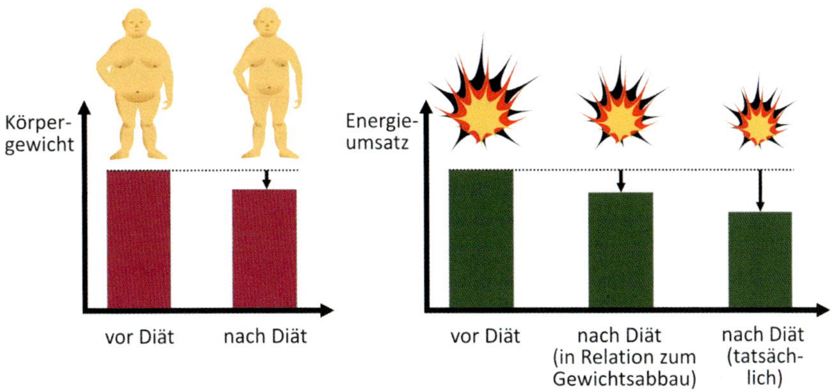

Abbildung 11: Im Anschluss an die Körpergewichtsreduktion muss der Energieumsatz und somit der Energiebedarf um einen bestimmten Betrag sinken (Diagramm links). Allerdings vermindert sich der Energieumsatz stärker, als es die Gewichtsreduktion erklären ließe (Diagramm rechts).

Die misteriösen 43 kcal lassen sich dem „eingeschlafenen Stoffwechsel" zuordnen. Das bedeutet, dass der Körper der Erdlings-Dame zu dem gewichtsverlustbedingten Rückgang des Energieumsatzes zusätzliche 43 kcal Energie einspart. Die 43 kcal müssen leider von der Energiemenge abgezogen werden, die sie mit dem Ziel abzunehmen, weniger isst. Vermindert sie ihre Energieaufnahme zum Beispiel um **400 kcal**, verbleiben tatsächlich **357 kcal**, die zum Abbau von Fettgewebe beitragen können.

Wenn sich die moppeligsten der moppeligen Erdlinge an rigerose Hungerdiäten halten, kann der zusätzliche Rückgang im Energieumsatz sogar bis zu 300 kcal pro Tag betragen. Das entspricht knapp **60 g Vollmilch-Schoki**, auf die täglich verzichtet wird, ohne dass auch nur ein Gramm Fettgewebe verschwindet.

Abnehmwillige bemerken diesen Effekt im Stoffwechsel daran, viel weniger Gewicht zu verlieren und vor allem viel langsamer abzunehmen, als es das vorbildliche Hungern eigentlich ermöglichen müsste. Das zeigt: Je schneller und stärker der Stoffwechsel in den Tiefschlaf fällt, desto schwieriger wird es, Fettmasse loszuwerden und deren Wiederkehr zu verhindern. Damit ist der Ärger bereits vorprogrammiert.

Der misteriöse Rückgang im Energieumsatz beim Abnehmen ist allerdings keine wirkliche Zauberei. Übermächtige Kräfte, zornige Götter oder außerirdische Besucher - einschließlich mir - haben damit nichts zu tun. Verschwörungstheorien sind daher fehl am Platz. Das alles ist von deinem Gehirn gewollt und biochemisch erklärbar.

4.2 Dornröschenschlaf und kein Prinz, der vorbeischaut

Wenn du dein Körpergewicht auf einer Waage bestimmen möchtest, musst du das Gerät vorher auf „Null“ stellen. Die Waage wird somit in den Zustand versetzt, dein Gewicht korrekt anzeigen zu können. Im anderen Fall entstehen Messfehler.

So etwas Ähnliches macht auch dein Gehirn, wenn du abgenommen hast. Es setzt den Hunger-Sättigungs-Mechanismus auf „Null“. Leider wird der im vorherigen Kapitel beschriebene, unverhältnismäßig starke Rückgang im Energieumsatz mit einbezogen. Der eingeschlafene Stoffwechsel manifestiert sich und wird zur Normalität. Auch Monate und Jahre nach einer Abspeckdiät läuft der Stoffwechsel noch auf Sparflamme. Das Gehirn steigert somit das Potenzial, dass der Erdling sein verlorenes Gewicht rasch und effektiv wieder aufbauen kann.

Zur Vorbeugung des Wiederaufbaus des Gewichtes müsste die praktizierte Diät jahrelang pausenlos durchgehalten werden. Finde aber mal einen Erdling, der seine Diät jahrelang durchhält. So eisern sind die Wenigsten. Gewöhnlich werden Abspeckdiäten, egal ob erfolgreich oder erfolglos, nach ein paar Wochen oder wenigen Monaten abgebrochen. Die dahinterstehende Denkweise lautet: „Ich habe abgenommen, nun brauche ich nicht weiter hungern!“. Wie ein Medikament, das nach erfolgter Heilung einer Erkrankung abgesetzt wird, beendet der Erdling seine Hungerkur und meint: „Jetzt darf ich wieder essen, worauf ich Appetit habe!“.

Blöderweise bedingt der eingeschlafene Stoffwechsel aber, dass jede winzig kleine Kalorie, die über der neuen „Null“-Einstellung des Hunger-Sättigungs-Mechanismusses in den Körper gelangt, schnurstracks ins Fettgewebe wandert. Waren es vor der Gewichtsabnahme noch fünfzig Gramm Schoki, die zur Bildung von angenommen fünfzig Fettzellen beitrug, genügen nun bereits vierzig Gramm Schoki dazu. Im Anschluss an die nächste Hungerkur wird der Hunger-Sättigungs-Mechanismus erneut auf „Null“ geeicht. Dann sind es noch weniger als vierzig Gramm Schoki und nach der übernächsten Hungerkur noch einmal weniger. So schläft der Stoffwechsel friedlich wie das Dornröschen, umgeben von den wachenden Dornenranken des Gehirns. Nur der Prinz, der es wach küssen soll, kommt nicht vorbei.

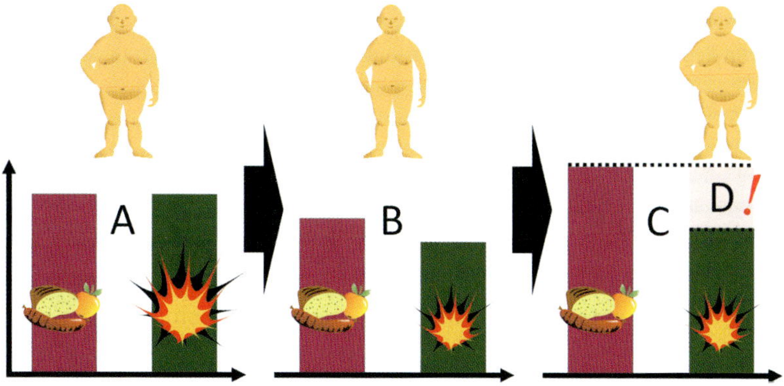

Abbildung 12: Befinden sich die Energieaufnahme und der Energieumsatz auf gleichem Niveau, bleibt auch das Körpergewicht konstant (A). Bei einer Reduktionsdiät wird die Energieaufnahme vermindert. Dadurch sinkt der Energieumsatz, aber stärker als erwartet (B). Der verminderte Energieumsatz bleibt langfristig bestehen, selbst wenn die Diät abgebrochen und wieder mehr gegessen wird. Ungünstigerweise neigen Erdlinge nach einer Diät dazu, noch mehr zu essen, als vor der Diät (C). Der dadurch bedingte Energieüberschuss dient dem Wiederaufbau des Fettgewebes (D).

Den meisten Erdlingen ergeht es so. Es gibt aber auch ein paar Verrückte, die ihre Diät mehrere Jahre durchziehen und auf diese Weise dauerhaft ein niedriges Körpergewicht halten. Der Ehrgeiz dieser Erdlinge hat Wissenschaftlern die Möglichkeit gegeben, Untersuchungen durchzuführen. Von Interesse war es herauszufinden, warum diese Erdlinge so erfolgreich sind. Das, was die Wissenschaftler beobachteten, überzeugt jedoch nicht wirklich. Ja klar, die Erdlinge waren, bzw. sind erfolgreich. Ein dickes Lob für die neuen Dünnen! Aber für die Allgemeinheit der moppeligen Erdlinge dürfte der Lebensstil dieser eisernen Erdlinge unrealistisch sein. **Schlappe 1400 kcal** nehmen die Hungerkünstler täglich auf. Ein normalgewichtiger und gesunder Erdling hingegen benötigt zirka 2000 kcal pro Tag. Aber es kommt noch dicker. Das Hungern alleine reicht nicht. Zusätzlich betreiben die eisernen Hungerkünstler **achtzig Minuten Sport pro Tag**. Das entspricht einem täglichen Energieumsatz von 360 kcal. Würden die Hungerkünstler auf den Sport verzichten, dürften sie **lediglich 1040 kcal am Tag** mit dem Essen aufnehmen, um ihr Gewicht zu halten. Na wenn das nichts ist!

Wie stark die einschläfernde Wirkung einer Hungerkur auf den Stoffwechsel ist, hängt von der Energiemenge ab, die dem Körper zur Verfügung gestellt wird. Je größer das Energiedefizit ist, desto stärker kann die dadurch bedingte Stoffwechselverlangsamung sein.

4.3 Wasser marsch!

In der Regel beginnt das Abnehmen mit einem raschen Verlust von ein bis drei Kilo in den ersten zwei bis sieben Tagen. Die Freude über diesen grandiosen Erfolg ist dementsprechend groß. Nicht wenige Erdlinge schöpfen daraus die Motivation und Erwartung, die begonnene Hungerkur müsse mittelfristig bombastisch einschlagen. Drei Kilo in einer Woche ergeben hochgerechnet immerhin satte zwölf Kilo in einem Monat. Das ist eine schöne Aussicht, für die sich das Dranbleiben und Durchhalten auf jeden Fall lohnen.

Bereits in der zweiten Woche bleibt die erwartete Entwicklung jedoch häufig aus. Statt des erhofften Abbaus weiterer drei Kilo passiert nichts. Daraus lässt sich ableiten, dass der Erfolg der ersten Tage wenig über den weiteren Verlauf beim Abnehmen aussagt.

Gegen den Abbau der ersten ein bis drei Kilo wehrt sich das Gehirn nicht. Auch die biologische Anpassung einschließlich Stoffwechselverlangsamung greift lediglich in unbedeutendem Maß. Denn es geht bei den ersten Kilos nicht um das wertvolle Fettgewebe. Abgebaut werden zuerst die Zuckerspeicher in Muskulatur und Leber. Der Prozess des Ab- und Aufbaus von Speicherzucker ist ein alltäglicher Prozess, dessen das Gehirn keine sonderliche Notiz nimmt.

Die Zuckerspeicher der Muskulatur betragen 500-800 g, die der Leber 80-120 g. Dabei bindet ein Gramm Speicherzucker bis zu drei Gramm Wasser. Der mobilisierte Speicherzucker wird verbrannt, das freigesetzte Wasser mit dem Harn auf der Toilette entsorgt. Der Ersterfolg beim Abnehmen besteht demnach aus abgebautem Zucker und zum größten Teil aus verlorenem Wasser.

Ist im Körper eines Erdlings zum Beispiel eine Gesamtmenge von 600 g Speicherzucker enthalten, der pro Gramm die angeführte Menge von drei Gramm Wasser bindet, entspricht das insgesamt 1800 g. Diese 1800 g bzw. 1,8 kg entsprechen der in den ersten Tagen einer Hungerkur abgebauten Masse.

Das Fettgewebe enthält auch kleine Mengen Speicherzucker, die zu Beginn des Diäthaltens verbrannt werden. Das Speicherfett an sich wird dabei aber nicht in nennenswertem Umfang abgebaut.

Der Speicherzucker dient dem Körper eigentlich als schneller Energieträger für das Erbringen anstrengender Belastungen. Dazu gehören zum Beispiel schwere körperliche Arbeit und Sport. Bei anstrengendem Training lässt sich der Speicherzucker innerhalb einer Stunde verbrennen. Das gespeicherte Wasser geht mit dem Schweiß verloren. Hart trainierende Erdlinge erzeugen somit in nur einer Stunde den gleichen Gewichtsverlust, für den hungernde Erdlinge ein paar Tage benötigen.

Die infolge des Abbaus des Speicherzuckers verlorenen Kilo bleiben allerdings nicht weg. Sobald angemessene Mengen an Kohlenhydraten bzw. Zuckern mit der Nahrung zur Verfügung stehen, erfolgt der Wiederaufbau der Zuckerspeicher. Beim Aufbau des Speicherzuckers wird zudem auch wieder Wasser eingelagert. In einem Zeitraum von ein bis maximal zwei Tagen ist der Gewichtsverlust wieder ausgeglichen.

Es ist zwar hart, aber ich möchte dir gegenüber ehrlich sein: Die ersten abgebauten Kilo sind keine wirkliche Leistung – schon gar nicht, wenn es dafür eine lange Woche bedarf.

4.4 Energiedieb Muskel

Nicht jedes Gewebe im Körper des Erdlings benötigt die gleiche Menge Energie zum Leben. Es gibt Zellen, Gewebe und Organe, die brauchen viel Energie. Demgegenüber gibt es andere, die benötigen vergleichsweise wenig Energie.

Gehirn, Leber und Skelettmuskulatur sind regelrechte Energiejunkies. Selbst wenn der Erdling schläft, verfeuern diese Organe große Mengen Zucker und Fett. Das Fettgewebe hingegen gibt sich mit deutlich weniger Energie zufrieden. Anhand der Energieumsatzwerte lässt sich der Unterschied verdeutlichen: Ein Kilo Muskulatur setzt bei körperlicher Ruhe zirka 15-20 kcal pro Tag um. Einem Kilo Fettgewebe hingegen genügen 3-5 kcal pro Tag.

Wenn das Gehirn die Entscheidung getroffen hat, den Stoffwechsel in den Hungermodus zu versetzen, muss es auch die Energiebedürfnisse der Gewebe berücksichtigen. Dabei kann das Gehirn den Energieumsatz in den Zellen in einem bestimmten Ausmaß reduzieren. Unendlich lässt sich der Energieumsatz jedoch nicht drosseln, denn die Zellen würden absterben. Alternativ ist es jedoch möglich, Zellsubstanz bzw. eine bestimmte Anzahl an Zellen abzubauen. Übrig bleiben sollen nur die Zellbestandteile bzw. nur so viele Zellen, wie zur Aufrechterhaltung der Funktion des Organs und somit zum Überleben notwendig sind. Besonders effektiv ist es, wenn

Zellsubstanz der Energiejunkies abgebaut wird. Auf diese Weise lässt sich am meisten Energie sparen.

Da das Gehirn und die Leber vielseitige Funktionen im Stoffwechsel ausüben müssen, sollen sie möglichst wenig vom Abbau betroffen sein. Anders sieht es mit der Muskulatur aus. Ein Teil der Muskelmasse kann problemlos abgebaut werden. Großartig aktiv sein oder Sport betreiben soll der hungernde Erdling eh nicht. Das kostet nur unnötig Energie. Also ist der Muskelmasseverlust in einem gewissen Ausmaß verkraftbar.

Die Fettzellen hingegen sollen vor dem sofortigen bzw. raschen Abbau geschützt werden. Sie enthalten das wertvolle Überlebensfett, das sie im Verlauf der Hungerperiode allmählich zur Verfügung stellen sollen. Zudem verbrauchen sie nur ein Drittel der Energie, welche Muskelzellen umsetzen. Dadurch lässt sich ihr Zustand auch mit wenig Nahrungsenergie gut erhalten.

Mit dem Abbau von Muskelsubstanz vermindert sich der gesamte Energiebedarf des Erdlings. Das Potenzial einer energiearmen Hungerkur, den Abbau von Fettgewebe zu erzwingen, wird dadurch vermindert. Das bedeutet: Je stärker der Muskelmasseabbau ist, desto besser ist das für den Fettmasseerhalt.

Eine ältere Pauschalregel besagt, dass die infolge Diäthaltens abgebaute Masse zu einem Viertel aus fettfreier Masse und zu Dreiviertel aus Fettmasse besteht. Wie die nachfolgende Tabelle 4 zeigt, bestehen in Abhängigkeit der Form der Hungerkur (u. a. Dauer, Höhe des Energiedefizits, Nährstoffversorgung) deutliche Abweichungen von dieser Pauschale.

Beachte aber bitte, dass die Tabelle nicht die reine Muskelmasse, sondern die so genannte „fettfreie Masse“ beschreibt. Zur fettfreien Masse gehören alle Organe, Gewebe und Zellen, die nicht dem Fettgewebe zuordenbar sind. Die Muskelmasse macht davon jedoch einen Großteil aus.

Die Abgrenzung von Fettmasse und fettfreier Masse nehmen Erdlings-Forscher vor, um sich Arbeit zu ersparen. Denn das Bestimmen der reinen Muskelmasse ist zu Weilen aufwendiger als die Abschätzung der fettfreien Masse.

Tabelle 4: Anteil der verlorenen Fettmasse und fettfreien Masse (einschließlich Muskelmasse) laut verschiedener wissenschaftlicher Veröffentlichungen (k. A. – keine Angaben)

Studie	Energieversorgung	abgebaute Masse gesamt	abgebaute Fettmasse	abgebaute fettfreie Masse
Foster et al. 1990	500 kcal pro Tag gesamt	12,1 % in 24 Wochen	k. A.	3,6 %
	1200 kcal pro Tag gesamt	10,6 % in 24 Wochen	k. A.	4,1 %
Burgess 1991	k. A.	24,2 kg in 12 Wochen	75,5 %	k. A.
Eston et al. 1992	400 kcal pro Tag gesamt	11,5 kg in 6 Wochen	63 %	37 %
Morgan et al. 1992	405 kcal pro Tag gesamt	16,2 kg in 11 Wochen	k. A.	23 %
Bopp et al. 2008	400 kcal pro Tag weniger	10,8 kg in 20 Wochen	k. A.	32 %
Bosy-Westphal et al. 2009	800-1000 kcal pro Tag gesamt	9,5 kg in 12,7 Wochen	8 kg	1,5 kg
Chomentowski et al. 2009	500-1000 kcal pro Tag weniger	9,2 % in 4 Monaten	16,5 %	4,3 %
Nicklas et al. 2009	400 kcal pro Tag weniger	11,8 kg in 20 Wochen	7,4 kg	4,1 kg
Mettler et al. 2010	40 % Energie weniger	3 kg in 1 Woche	k. A.	1,6 kg
		1,5 kg in 1 Woche	k. A.	0,3 kg
Josse et al. 2011	750 kcal pro Tag weniger	4,3 kg in 16 Wochen	k. A.	0,7 kg
Pasiakos et al. 2013	40 % Energie weniger	3,5 kg ...	42 %	58 %
		2,7 kg ...	70 %	30 %
		3,3 kg in 31 Tagen	64 %	36 %

Gefördert wird der Muskelabbau durch das Stresshormon Cortisol. Die Bildung des Cortisols erfolgt in der Nebenniere. Damit die Nebennieren wissen, dass sie Cortisol zum Muskelabbau produzieren sollen, sendet ihnen das Gehirn eine Nachricht aus dem Hunger-Sättigungs-Mechanismus. Ähnlich einer Flaschenpost in einem Fluss, wird die Nachricht durch die Blutgefäße bis zur Nebenniere transportiert. Das gebildete Cortisol befehligt anschließend als General ein ganzes Heer von Enzymen und entzündungsfördernden Substanzen, welche über die Muskeln herfallen. Der Muskelabbau tritt vor allem in den ersten Tagen einer Hungerkur verstärkt auf.

Ist der Abbau einer bestimmten Masse an Muskulatur erfolgt, stoppt das Gehirn seinen General Cortisol. Dadurch verhindert es, dass zu viel Muskelmasse verloren geht und der Erdling an Muskelschwäche stirbt. Schließlich geht es nicht darum, den Erdling zu vernichten. Es soll lediglich eine energieökonomische Relation zwischen der Muskelmasse und der Fettmasse zum Hinauszögern des Todes durch Verhungern hergestellt werden.

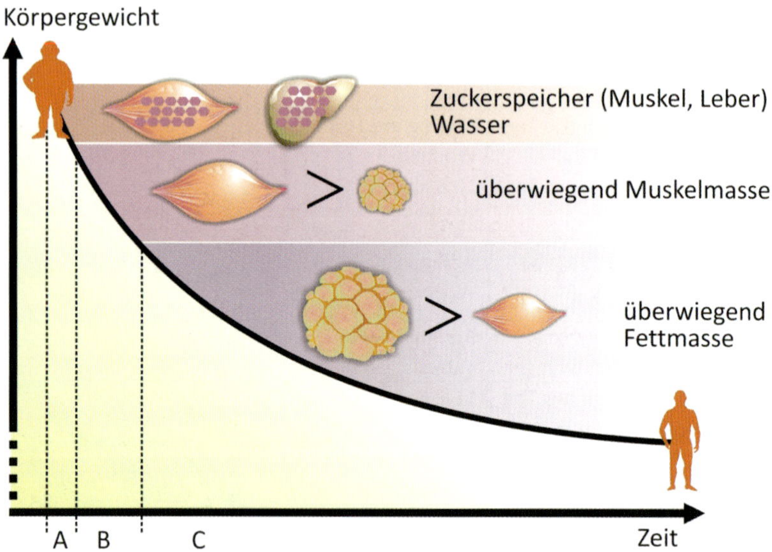

Abbildung 13: Das Abnehmen in drei Phasen. Es beginnt mit dem Abbau der Zuckerspeicher (die Ketten bestehend aus Sechsecken) der Skelettmuskulatur und der Leber (A). Da die Zuckerspeicher viel Flüssigkeit enthalten, geht viel Wasser verloren. Allein dadurch reduziert sich das Körpergewicht anfänglich um ein bis drei Kilo. In der zweiten Phase erfolgt die Stoffwechselverlangsamung infolge des Abbaus von Muskelmasse. Der Fettmasseabbau fällt mäßig aus (B). In der dritten Phase überwiegt der Fettmasseabbau, während sich der Muskelmasseabbau auf einem niedrigeren Niveau stabilisiert (C). Der Anteil der Fettmasse vom gesamt abgebauten Gewicht beträgt in Abhängigkeit der praktizierten Hungerkur fünfzig bis achtzig Prozent.

4.5 Gleiche Muskelleistung mit weniger Energieaufwand

Hältst du dich körperlich fit und betreibst fleißig Sport? Falls nicht, dann empfehle ich dir alsbald damit zu beginnen. Du weißt, Sport hält gesund! Er stärkt das Herz, schützt die Blutgefäße, macht stabile Knochen, verhindert Diabetes, hemmt Krebs, fördert die geistige Leistung und vieles mehr.

Zum Abnehmen eignet sich Sport im Allgemeinen leider weniger gut. Im Großen und Ganzen kommt wenig dabei heraus, wenn Sport als Alleinmaßnahme zum Körperfettabbau dienen soll. Das liegt aber nicht am Sport an sich. Es kommt darauf an, wie oft und wie angestrengt trainiert wird.

Gewöhnlich schaffen es Erdlinge nicht mehr, als sich dreimal die Woche ein Stündchen locker zu trimmen. Das genügt nicht zum Abnehmen. Die dabei verbrauchte Energie fällt kaum ins Gewicht. Damit Sport einen nennenswerten Beitrag zum Abnehmen leistet, müsstest du jeden Tag mindestens eine Stunde ordentlich trainieren. Ordentlich heißt, dass Schweiß fließen muss.

Jeden Tag zum Sport zu gehen, ist für die meisten Erdlinge utopisch. Alternativ ist es aber möglich, dreimal wöchentlich zu trainieren und gleichzeitig eine energiereduzierte Diät zu praktizieren. Sport und Diät ergänzen sich in dem Fall, so dass doch Körperfett abgebaut werden kann.

Den Inhalten meines Büchleins gerecht zu werden, kommt nun das große „ABER!". Denn auch in das Wollen, vorbildlich mit Sport und Diät abzunehmen, mischt sich das Gehirn früher oder später ein. Wo kommen wir hin, wenn ein Erdling selbstbestimmt entscheidet, die Wirkung der Diät mithilfe von Sport zu verstärken!

Untersuchungen haben gezeigt, dass Hungerkuren den Energieumsatz im Training vermindern. Verbraucht ein Erdling vor Beginn einer Diät zum Beispiel 100 kcal während einer Trainingseinheit, sind es während der Abspeck-Diät nur noch 80 kcal oder weniger. Die Muskulatur schafft demnach die gleiche Leistung mit weniger Energieumsatz. Damit Sport den gleichen Beitrag zum Energieverbrauch wie vor der Diät leisten kann, müssten die Trainingsumfänge deutlich erhöht werden. Eine Stunde Sport müsste um fünfzehn bis zwanzig Minuten verlängert werden.

Wie die Muskulatur die gleiche Leistung mit weniger Energie erbringt, ist nicht geklärt. Ein diskutierter Mechanismus beschreibt die Veränderung in der Aktivität der Muskelfasern. Demnach erhöht sich die Aktivität der „roten" Fasern, welche bevorzugt Fett verbrennen. Parallel dazu vermindert sich die Verbrennungsleistung der weißen Fasern, die hauptsächlich Zucker abbauen. Klar, die erhöhte Fettverbrennung wird von den Erdlingen sehnlichst erwünscht. Aber die roten Muskelfasern arbeiten offensichtlich energieeffizienter als die weißen. So das in der Summe weniger Energie verbraucht wird.

Ich hatte dir bereits erklärt, dass dein Körper beim Diäthalten mit Energiesparen beginnt und die gefürchtete Stoffwechselverlangsamung eintreten kann. Nun weißt du, dass das Energiesparen selbst vor dem Sport keinen Halt macht.

4.6 Versager Sport

Es gibt eine Reihe weiterer Gründe, warum Sport beim Körpergewichtsabbau versagt. Allein damit könnte ich ein Buch füllen. Aber keine Angst, ich halte mich kurz und beschränke mich auf die wesentlichen Aspekte.

Mithilfe von Hungerkuren wird die Energiezufuhr eingeschränkt. Körperliche Betätigung hingegen soll im Rahmen des Körpergewichtabbaus den Energieumsatz erhöhen. Die Kombination aus verminderter Energieaufnahme und dem erhöhten Energieverbrauch verstärkt den Druck auf das Gehirn, die Fettdepots zum Abbau freigeben zu müssen. Steht dem Erdling in dieser Situation keine bzw. nur wenig Nahrung zu Verfügung, geht die Rechnung auf. Die Pfunde schwinden im Laufe der Zeit.

Eine nahrungsfreie Zone gibt es für die Erdlinge in den Industriestaaten faktisch aber nicht. Das weiß auch dein Gehirn. Denn es hat Augen zum Sehen und eine Nase zum Riechen. Schau in den Spiegel und du kannst dich selbst davon überzeugen. Augen und Nase sind direkt vor dir und starren dich an. Zudem hat das Gehirn genügend Informationen abgespeichert, wo überall Leckereien verfügbar sind. In Frage kommen Kühlschrank, Schreibtischfach, Handtasche, Minibar, Keksdose im Regal, Tankstelle, Imbiss und Supermarkt sowie im schlimmsten Fall ein Flehen bei Mutti. Das Schlaraffenland ist allgegenwärtig. Du musst nur zugreifen.

Bereits mehrmals in meinen Erklärungen habe ich dargestellt, dass die Abwehrreaktionen des Gehirns umso krasser ausfallen können, desto stärker der Energiemangel ausgeprägt ist. Werden Diät und Sport übertrieben, zeigt das Gehirn recht bald seinen Unmut darüber an. Die darauf folgende Reaktion ist eine, die ich ebenfalls schon in vorangegangenen Kapiteln aufgeführt hatte. Mithilfe von Hormonen, welche Hunger und Appetit auslösen, wirst du nach dem Sport zum Essen verleitet. Allerdings erfolgt dieses Verleiten sehr subtil. Es ist nicht so, dass du von heute auf jetzt Unmengen Süßwaren, Cremetorte und Speck in dich hinein stopfen möchtest. Das wäre zu auffällig und würde die Strategie deines Gehirns verraten. Bei großen Essmengen könntest du dir sofort eingestehen, dass Abnehmen so nicht möglich ist.

Ganz im Gegenteil sind es lediglich kleine Bissen, die du von den verfügbaren Lebensmitteln mehr aufnimmst. War es letzte Woche noch eine Scheibe Brot mit einem Gewicht von vierzig Gramm, ist es ein paar Tage später eine Scheibe mit fünfundvierzig Gramm. Du hast die Scheibe etwas großzügiger vom Brotlaib abgeschnitten. Der Selbstbetrug ist perfekt, denn es ist nach wie vor „nur" eine Scheibe Brot, die vor dir liegt. So geht das Spielchen weiter: zehn Milliliter mehr Milch, den Knochen vom Hühnerbein sauberer abgenagt, die abgefallenen Kuchenkrümel zusammengekratzt, den Marmeladenlöffel abgeleckt und dies und das und jenes. In der Summe kommen auf diese Weise ein paar Kalorien zusammen, welche die Wirkung deiner Diät-Sport-Strategie lähmen.

Neben der Größe kann auch die Art des Hungers beeinflusst bzw. konkret ausgerichtet werden. Wie wäre es denn mit etwas Fruchtgummi, Milchreis, Schokolade, Vanilleeis, Fruchtjoghurt, Banane oder kandiertem Trockenobst? Allessamt kohlenhydrat- und zuckerreiche Lebensmittel mit süßem Geschmack. Genau nach diesen Lebensmitteln giert der Erdling, wenn sportliche Höchstleistungen absolviert wurden. Folge meiner Erklärung und du weißt, warum das so ist:

„Ich trainiere mich schlank" denken viele Erdlinge und stürzen sich motiviert ins Getümmel der Schwitzenden. Dabei werden die Kohlenhydrat- bzw. Zuckerspeicher der Muskulatur abgebaut. Später zapft die Muskulatur auch den Zucker im Blut und in der Leber an. Denn intensiv angestrengte Muskeln verbrennen am liebsten Zucker. Ist der Zucker verbraucht, ermüdet die Muskulatur und der Erdling macht schlapp. Zu voller Stärke kommt die Muskulatur erst wieder, wenn die Muskelzuckerspeicher erneut aufgefüllt worden sind.

Du weißt bereits, dass in den Blutgefäßen und in den Organen kleine Arbeiter damit beschäftigt sind, den verfügbaren Zucker zu zählen. Nach dem Sport geht das Zählen schnell, da kaum noch Zucker vorhanden ist. Mit der Expresspost wird das Gehirn vom Ergebnis unterrichtet: „Der Zucker ist alle!". Logisch, dass das Gehirn nun seinem Erdling Heißhunger auf Süßes oder zumindest Kohlenhydrathaltiges befiehlt. Somit wird gewährleistet, dass die Zuckerspeicher der Muskulatur und der Leber sowie der Zuckergehalt im Blut wieder aufgefüllt werden.

Welchen Gedanken hegst du jetzt? Eventuell diesen: „Schön zu wissen, aber was hat das mit dem Abnehmen zu tun?".

Selbstverständlich bekommst du von mir auch darauf eine Antwort!

Der Speicherzucker in den Muskeln zieht Wasser an. Zucker und Wasser weisen zusammen ein bestimmtes Gewicht auf. Ich berichtete dir von diesem Thema bereits hinsichtlich der ersten abgebauten Kilo bei einer Hungerkur.

Beim Sport wird der Zucker verbrannt und das Wasser ausgeschieden. Infolge eines anstrengenden Trainings kann das Körpergewicht daher ein paar wenige Kilo abnehmen. Die Mengen verbrannten Fettes hingegen kannst du fast vergessen.

Nach dem Sport bedingt der vom Gehirn verordnete Süßhunger den Verzehr zucker- und kohlenhydratreicher Leckereien. Im Ergebnis werden die Zuckerdepots der Muskeln wieder aufgebaut und Wasser eingelagert. Das Körpergewicht steigt auf das Niveau wie vor dem Sport an.

Sport hat sich in dem Fall als Nullsummenspiel erwiesen. Speicher abbauen, Gewicht runter, Speicher aufbauen, Gewicht hoch und das nächste Mal von Neuem. Klar, gesund bleibt der Sport trotzdem. Hinsichtlich des Körperfettabbaus darfst du aber nicht enttäuscht sein, wenn es nicht so läuft, wie erwartet.

Im Laufe der Zeit verbessern sich mithilfe des Sports deine Fitness und deine Leistungsfähigkeit. Parallel dazu erhöhen sich auch die Zuckerspeicher in der Muskulatur. Aus den anfänglich 400 g Zuckerspeichern sind mittlerweile 500 g oder mehr geworden. Hierbei handelt es sich um eine Anpassung deines Körpers, um das gestiegene Trainingspensum mit genügend Zuckerenergie abdecken zu können. Ein Gramm Muskelzucker zieht wie gesagt zirka drei Gramm Wasser an. Demnach bist du infolge des Sports ungefähr 300 g schwerer geworden. Die beschriebene Veränderung in deiner Muskulatur ist demnach eine Ursache, warum du durch Sport auch an Körpergewicht zulegen kannst.

Sport kann die Stoffwechselverlangsamung, welche eine Hungerdiät bewirkt, hemmen. Die Stoffwechselverlangsamung ist in dem Fall nicht so stark ausgeprägt. Das hört sich erst einmal gut an. Allerdings gibt es dabei Grenzen. Wenn die Energiezufuhr bei einer Hungerkur bereits sehr stark eingeschränkt ist und dazu übertrieben viel und zudem hoch anstrengender Sport betrieben wird, verliert sich der günstige Effekt. In dieser Situation regen Diät und Sport das Energiesparbestreben des Gehirns zusätzlich an.

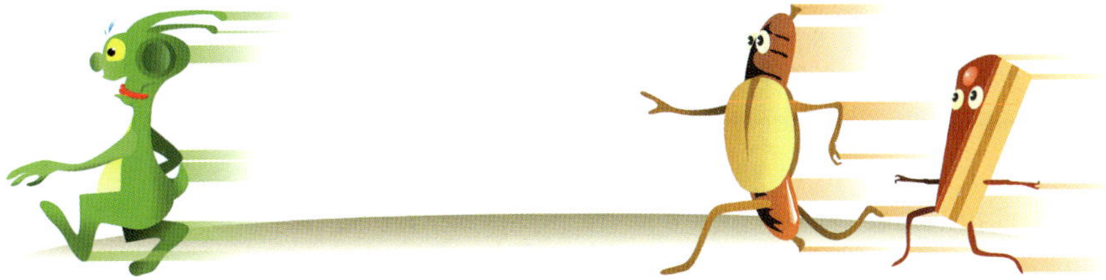

4.7 Zügelung der Fettverbrenner-Hormone

Im Erdlings-Körper gibt es für den Auf- und Abbau von Zellen, Geweben und Energiespeichern jeweils unterschiedliche Hormone. Die Hormone wiederum beeinflussen die Aktivität von Enzymen. Diesen Zusammenhang hatte ich bereits vorgestellt. An dieser Stelle passt es jedoch gut, den Mechanismus noch einmal genauer zu betrachten. Denn es gibt weitere hormonbedingte Fallstricke beim Abnehmen, die es zu entlarven gilt.

Zur besseren Verständlichkeit übertrage ich den Mechanismus auf die Hierarchie in einem Unternehmen. Auf dem Chefsessel sitzt der Boss. Er ist das Gehirn und der Oberbefehlshaber. Ihm unterstehen die Bereichsleiter, die Hormone. Sie geben die Befehle an die Arbeiter, das heißt, die Enzyme, weiter. Die Arbeiter werkeln dann fleißig, damit die Ziele des Bosses erreicht werden.

Bezogen auf den Inhalt meines Büchleins lassen sich zwei große Bereiche in dem Unternehmen abgrenzen. Auf der einen Seite gibt es Bereichsleiter und Arbeiter, welche für den Aufbau verantwortlich sind. Auf der anderen Seite sind Bereichsleiter und Arbeiter für den Abbau bzw. die Beseitigung eingeteilt.

Logischerweise macht es wenig Sinn, wenn die Arbeiter des einen Bereichs neue Produkte herstellen und diese unmittelbar danach von den Arbeitern des anderen Bereichs wieder abgebaut werden. Daher instruiert der Boss die Bereichsleiter so, dass sich die Arbeiter nicht ins Gehege kommen.

Was bedeutet diese Konstellation für den Erdlings-Körper?

Bei reichlicher Nahrungs- und Energiezufuhr nutzt der Boss die Gelegenheit, neue Zellen und Energiespeicher produzieren zu lassen. In der Zeit haben die Bereichsleiter und Arbeiter vom Abbau nicht viel zu tun. Beim Hungern verändert sich die Situation. Jetzt müssen die Bereichsleiter und Arbeiter vom Abbau ranklotzen, damit die bereitstehenden Energiespeicher abgebaut werden können.

Für Abnehmwillige sind die Bereichsleiter vom Abbau Gold wert. Denn sie sind es, welche die Arbeiter antreiben, das ungeliebte Fett zum Schmelzen zu bringen. Wir wissen aber auch, dass der Boss, also das Gehirn, den Abbau der Fettreserven nur bei größter Notwendigkeit veranlasst. Er wird also versuchen, die Bereichsleiter und Arbeiter vom Abbau an der kurzen Leine zu halten. Genau das wird moppeligen Erdlingen beim Abnehmen zum Verhängnis.

In den ersten Tagen und Wochen einer Hungerkur beginnt die Abteilung vom Abbau übermotiviert mit der Fettschmelze. Dadurch klappt das Abnehmen wie am Schnürchen. Da nicht alle Zellen zum Überleben des Organismus benötigt werden, lässt der Boss ein paar von ihnen über die Klinge springen. Den daraus resultierenden Abbau von Muskulatur hatte ich dir bereits erklärt.

Der Boss beobachtet dabei argwöhnisch, wie viele Zellen und wie viel Fett tatsächlich abgebaut werden müssen, damit des Erdlings Körper schadlos durch den Hunger kommt. Sobald er Möglichkeiten sieht, den Umfang des Abbaus zu reduzieren, ermahnt er die Bereichsleiter zur Zurückhaltung.

Damit bin ich erneut bei den fiesen Grenzen der Körperfettverbrennung angekommen. Denn wenn das Gehirn die Hormone für den Fettabbau in ihrem Arbeitseifer einschränkt, erweist sich das Abnehmen zunehmend schwieriger. Es ist genauso als ob du versuchst, mit der einen Hand Holz ins Feuer zu werfen, während dich die andere Hand daran hindert. Ein richtig großes Feuer bekommst du so nicht entfacht.

Damit ich der „biochemischen Realität" gerecht werde, benenne ich die Verantwortlichen Hormone beim Namen. Es sind die Fettverbrenner Triiodthyronin (T3; Schilddrüsenhormon), Dopamin, Noradrenalin, Adrenalin und Testosteron, die im Verlauf der Hungerkur an Kraft verlieren.

4.8 Fettverbrennende Hormone, auf die keiner hört

Fettverbrennende und stoffwechselanregende Hormone zu inaktivieren, ist ein Weg, das Fettgewebe vor dem Abbau zu schützen. Allerdings funktioniert die Geißelung dieser Hormone nicht bei jedem Erdling. Zum Teil kann es sogar so sein, dass die fettverbrennenden Hormone bei einer Hungerkur überaktiv sind und nicht gehemmt werden können.

Nein, Jubel ist an dieser Stelle fehl am Platz. Selbstverständlich gibt es Möglichkeiten im Stoffwechsel, auch übereifrige Hormone auszubremsen. Der Trick besteht darin, die Befehle, welche die Hormone als Bereichsleiter ausgeben, nicht an die Arbeiter, das heißt, an die Enzyme, weiterzuleiten. Die Befehle der Hormone laufen sozusagen ins Leere. Das ist ungefähr so, als ob ein Bereichsleiter seine Arbeiter aus Leibeskräften anschreiend zur Arbeit auffordert, die Arbeiter aber nichts hören. Sie sitzen entspannt da und drehen in aller Seelenruhe Däumchen. Das würdest du dir in deiner Firma vielleicht auch manchmal wünschen. Oder?

Der Mechanismus, überaktive Hormone im Körper zu bremsen, ist kinderleicht konzipiert. Hormone können den Stoffwechsel ausschließlich dann beeinflussen, wenn sie an einen zugehörigen Hormonrezeptor binden. Der Hormonrezeptor leitet das Signal des Hormons nachfolgend an die Enzyme weiter. Wenn also das Hormon nicht totzukriegen ist, dann wird einfach der Hormonrezeptor inaktiviert. Ohne ihre Rezeptoren können sich die Hormone dumm und dämlich arbeiten, im Zickzack tanzen oder Kopfstand machen – es juckt den Stoffwechsel nicht.

Wie aber entscheidet der Körper, ob es Sinn macht, Hormonrezeptoren zu inaktivieren? Dazu folgendes Geschichtchen:

Mimi ist eine Erdlings-Dame, die Samstagsabend gerne zum Tanz geht. Mimi hat aber keinen Partner. Sie fühlt sich einsam. Schluchz. Sie sitzt gelangweilt an der Bar und beobachtet die Tanzenden. In diesem Moment wird sie von Bobby, einem attraktiven Erdlings-Männchen, angesprochen. Wow! Ihre Begeisterung ist groß und sie lässt sich zu einem Gläschen Sekt und ein paar Tänzchen einladen. Toll, so stellt sie sich einen gelungenen Abend vor. Das viele Tanzen und der Alkohol machen müde, weshalb Mimi eine Pause zur Erholung nutzen möchte. Kaum hat sie sich an der Bar zum Verschnaufen niedergelassen, steht Bobby wieder vor ihr und bittet um einen weiteren Tanz. Ihre Begeisterung hat nachgelassen, aber was soll es. Mimi rafft sich auf und schwingt erneut das Tanzbein. Als Bobby ihr auch die nächste Pause nicht gönnt, reagiert Mimi leicht genervt. Aber Bobby schreckt das nicht ab. Ein bisschen Überredungskunst, so denkt er, wird das Schiff schon schaukeln. Die Rechnung hat er allerdings ohne Mimi gemacht. Die fährt ihn gereizt an und wendet sich schließlich ab. Bobby sieht ein, dass er heute keine Chance mehr hat und schaut sich nach einer anderen Mimi um.

Da in der Regel mehrere Bobbies um Mimis Gunst werben, kannst du dir die genervte Mimi und ihre zunehmend abweisende Haltung sicherlich gut vorstellen.

So ähnlich passiert es im Stoffwechsel. Wenn Hormone (zu viele Bobbies) ihren Rezeptor (die Mimi) zu stark beanspruchen, schaltet dieser ab. Denn der Rezeptor sieht, dass die arbeitenden Enzyme aufgrund der Drängelei der Hormone nur noch Fusch produzieren. In dem Fall muss eine Zwangspause zur Wiederherstellung des

Arbeitsgleichgewichtes eingelegt werden. Bei moppeligen Erdlingen die abnehmen, werden auf diese Weise übereifrige fettabbauende Hormone im Kommunikationsvakuum isoliert und fettabbauende Enzyme inaktiviert.

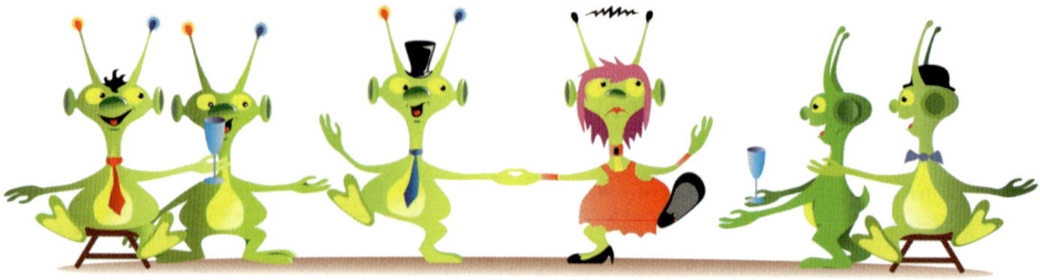

4.9 Kalte Füße, kalte Hände, kalte Nase

Insekten und Lurche frieren nicht. Sie passen ihre Körpertemperatur an die Umgebungstemperatur an. Bei moderater Temperatur leben sie träge und bequem vor sich hin. In der wärmenden Sonne hingegen sind sie agil, hoch aktiv und fleißig mit der Nahrungssuche beschäftigt. Wird es eiskalt, schlafen sie ein. Selbst fressen müssen sie dann nicht.

Erdlinge funktionieren hinsichtlich der Regelung der Körpertemperatur anders. Sie müssen ständig eine Mindesttemperatur aufrechterhalten. Die Kerntemperatur liegt bei knapp siebenunddreißig Grad. Nur so können die Enzyme im Körper optimal arbeiten und das Leben sicherstellen. Allerdings werden in den meisten Gebieten der Erde keine siebenunddreißig Grad erreicht. Auch in den warmen Tropen sind die Temperaturen nicht konstant hoch.

Demnach hilft nur das Selbstheizen. Bei der Verbrennung von Zucker und Fett in den Zellen wird ein Teil der Nahrungsenergie in Wärmeenergie umgewandelt. Das ist praktisch, denn die Wärme fällt auf diese Weise geradezu nebenbei an. Damit sich die gebildete Wärme besser halten kann, ist der Körper zur Umwelt hin mit einer Speckschicht unter der Haut isoliert. Genügt das nicht, hilft zusätzlich Kleidung.

Die Umwandlung von Nahrungsenergie in Wärmenergie stellt zudem eine Möglichkeit für den Körper dar, überschüssige Energie loszuwerden.

Erdlinge die zu viel essen, bauen nicht so viel Fettgewebe auf, wie es theoretisch möglich wäre. Dafür sorgt das Gehirn, indem es großzügig Energie in die Wärmebildung verschwendet. Ja, du hast richtig gelesen: Steht dem Körper übermäßig Energie zur Verfügung, geht das Gehirn verschwenderisch mit ihr um. Den sparsamen Umgang mit Energie induziert das Gehirn erst, wenn der Erdling zu hungern beginnt.

Diese Form der Verschwendung von Energie bemerken moppelige Erdlinge daran, das ihnen dauerhaft warm ist bzw. das bereits geringe körperliche Aktivitäten zu Hitzewallungen führen. Ins Frieren kommen sie selten.

Für die Wärmebildung sind ein paar der Fettverbrenner-Hormone verantwortlich. Das Gehirn gestattet ihnen, einen Teil der überschüssig aufgenommenen Nahrungsenergie zu verschwenden. Der nicht verschwendete bzw. verbleibende Teil der Energie ist immer noch vollkommen ausreichend, Fettspeicher aufzubauen.

Einen speziellen Mechanismus zum Verschwenden von Energie stellen die so genannten Substratzyklen in den Zellen dar. Das Prinzip ist einfach und effektiv:

Aus einem Stoff B wird der Stoff C gebildet und der Stoff C dient wiederum der Bildung von Stoff B. So entsteht ein Stoffkreislauf, der sich ständig wiederholt: B zu C, C zu B, B zu C, C zu B usw.

Während der Prozess der Bildung von Stoff C aus Stoff B fast von alleine abläuft, muss die Rückreaktion der Bildung von Stoff B aus Stoff C durch Energiezugabe gefördert werden. An dieser Stelle kann das Gehirn entscheiden, wie viel Energie es verschwenden möchte. Soll viel Nahrungsenergie verschwendet werden, wird dementsprechend viel Energie in die Rückgewinnung von Stoff B aus Stoff C gesteckt. Aus viel B wird schließlich viel C und wiederum viel B. Der gesamte Substratzyklus lässt sich auf diese Weise hochfahren. Sieh dir das nachfolgende Bild zu meiner Beschreibung an. Der Buchstabensalat ist darin besser nachvollziehbar:

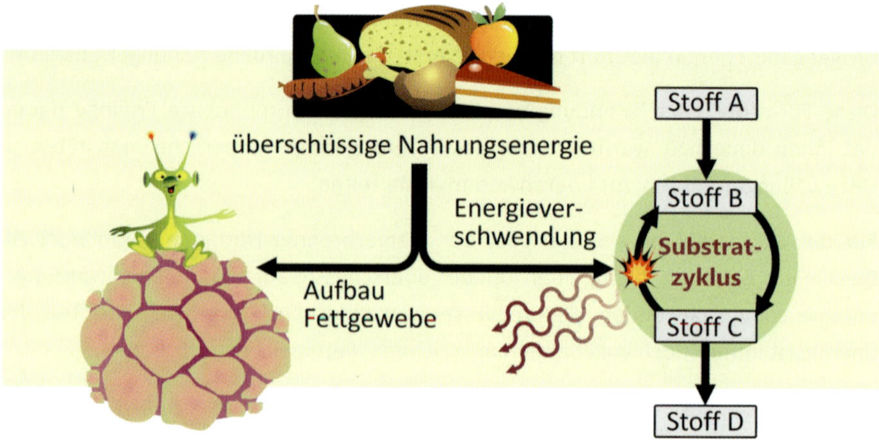

Abbildung 14: Verschwendung von überschüssiger Nahrungsenergie mithilfe eines Substratzyklus. Die Rückgewinnung von Stoff B aus Stoff C gelingt nur durch Zugabe von Energie. Dabei entsteht Wärme. Dieser Mechanismus wird im Stoffwechsel genutzt, um einen Teil der überschüssigen Energie in Wärme umzuwandeln und somit loszuwerden.

Aus dem vorherigen Kapitel weißt du, dass die Fettverbrenner-Hormone bei Hungerkuren an Aktivität einbüßen. Dadurch bedingt gehen auch die Energieverschwendung und die Wärmebildung zurück. Das Gehirn setzt den Organismus in den Spar-Stoffwechsel. Verschwendung kann sich der Körper nicht mehr leisten. Die wohlige Wärme weicht dadurch zunehmend unangenehm empfundener Kälte. Darin liegt die Ursache begründet, warum diäthaltende Erdlinge kalte Hände, kalte Füße und kalte Nasen haben. Ein dicker Pullover muss sie in dieser Situation wärmen, während andere bequem im T-Shirt unterwegs sind.

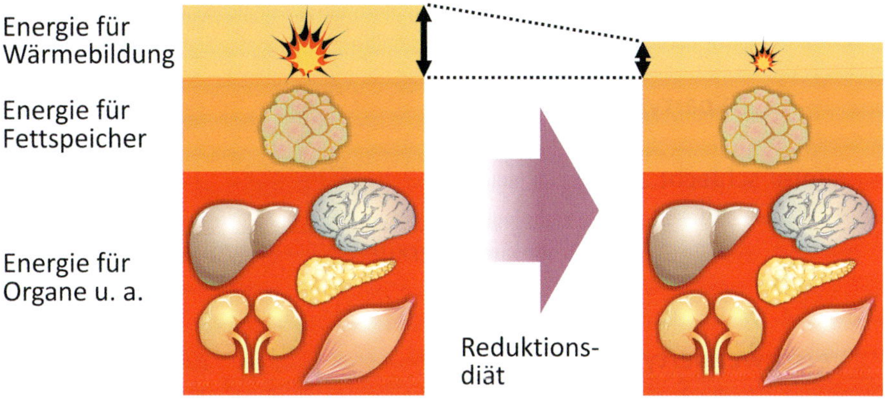

Abbildung 15: Bei Hungerdiäten verringert der Körper die Energieverschwendung und somit die Wärmebildung. Die Abbildung zeigt stark vereinfacht, wie die bei der Hungerkur eingesparte Energie lediglich zum Rückgang der Wärmebildung, nicht aber zum Abbau von Körperfett beiträgt.

Die Erklärung macht ein weiteres Mal deutlich, wie das Diäthalten erschwert wird. Das Energiedefizit, das du bei einer Hungerkur einstellst, nutzt nur teilweise zum Abbau von Fettgewebe. Den vom Gehirn eingesparten Energieanteil zur Wärmebildung und zur Energieverschwendung kannst du von deinem eingestellten Energiedefizit abziehen. Die Differenz hungerst du fast umsonst. Sparst du zum Beispiel 500 kcal beim Diäthalten ein und die Wärmebildung geht dadurch um 100 kcal zurück, verbleiben netto 400 kcal, die das Fettgewebe zum Abbau zwingen. Bei einigen Erdlingen ist der Rückgang von Wärmebildung und Energieverschwendung dermaßen stark ausgeprägt, dass überhaupt kein Körperfettabbau erfolgen kann. Erdlinge, die davon betroffen sind, bezeichne ich als „Spartypen".

Ihnen gegenüber steht der „Verschwendertyp". Bei ihm läuft die Energieverschwendung immer auf einem vergleichbar hohen Niveau. Diese Erdlinge nehmen beim Vielessen kaum zu, verlieren beim Hungern allerdings schnell die Pfunde. Übergewichtsprobleme kennen sie faktisch nicht.

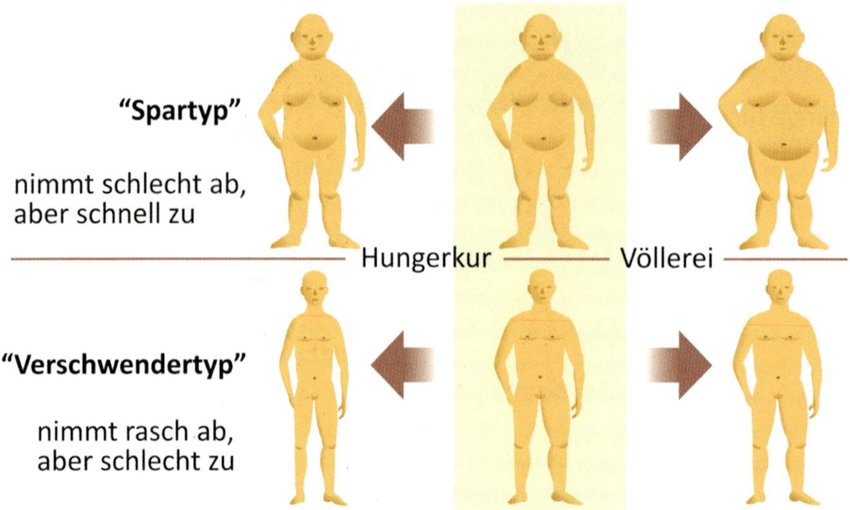

Abbildung 16: Grob unterscheiden lassen sich ein „Spartyp" und ein „Verschwendertyp". Verschwendertypen nehmen schnell ab, haben jedoch Schwierigkeiten, Körpermasse aufzubauen. Überschüßige Energie wird hauptsächlich in Wärme statt in Körpermasse umgewandelt. Ein Spartyp zu sein, freut Erdlinge nicht. Jedes Gramm Essen zu viel, landet auf den Hüften. Beim Abnehmen hingegen, wird die Wärmebildung vermindert, statt Fettgewebe abgebaut.

Ähnlich „begeisternde" Nachrichten gibt es an dieser Stelle erneut vom Sport zu berichten. Denn wird das Energiedefizit einer Diät mithilfe von Sport verstärkt, vermindert sich die Wärmebildung in Ruhe noch deutlicher, als bei sportlich inaktiven Diäthaltenden.

Wieder einmal geschickt eingefädelt vom Gehirn!

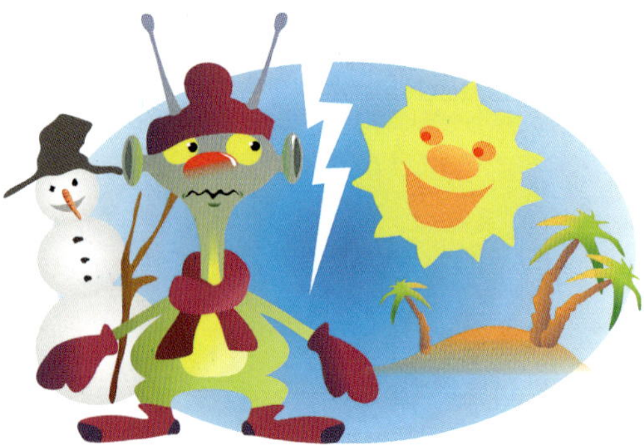

4.10 Stilllegung der Kraftwerke

Die Verbrennung von Fett in der Zelle läuft nicht einfach mal so irgendwie und irgendwo ab. Die biochemischen Reaktionen zum Abbau von Fett und die damit in Verbindung stehende Bereitstellung von Energie zum Leben bedürfen eines speziellen Reaktionsraums. In den Zellen sind es die so genannten Mitochondrien, welche diese Bedingungen erfüllen. Innerhalb der Mitochondrien befinden sich alle Enzyme, die zur Verbrennung von Fett notwendig sind. Mitochondrien werden daher auch als „Kraftwerke der Zellen“ bezeichnet.

Nach dem du ein Stück Schinken mit Speckrand, einen Salat mit Öl oder eine Scheibe Brot mit Butter gegessen hast, werden die Fette zum kleinen Teil im Magen, aber hauptsächlich im Dünndarm verdaut. Zum Transport im Körper bzw. im Blut, erfolgt die Verpackung der Fette in kleine Kugeln. An den Zellen angekommen, helfen spezielle Aufnahmemechanismen für den Transfer der Fette aus dem Blut. Im Zellinneren schließlich bestehen drei wesentliche Wege, auf denen die Fette weiterverarbeitet werden können. Dazu zählen die Fettspeicherung, die Bildung anderer Fettstoffe oder die Verbrennung.

Die Fettspeicherung würden die Erdlinge am liebsten ausschalten und verbieten. Diese Begierde interessiert das Gehirn aber reichlich wenig. Was gespeichert werden kann, wird gespeichert. Schnell und effektiv.

Begeisterung steht den Erdlingen ins Gesicht geschrieben, wenn es um die Fettverbrennung geht. Wie gut und wie viel Fett ein Erdling verbrennen kann, hängt vom Zustand und von der Anzahl der Mitochondrien ab. Je mehr Mitochondrien in einer Zelle vorhanden sind, desto mehr Fett kann in einem bestimmten Zeitraum abgebaut werden. Demnach kann sich der glücklich schätzen, der viele Mitochondrien sein eigen nennen darf.

Die Anzahl der Mitochondrien in den Zellen ist genetisch bedingt. Da die Genetik mit der Umwelt interagiert, lässt sich die Anzahl der Mitochondrien jedoch in einem gewissen Ausmaß beeinflussen. Entscheidend ist dabei der Lebensstil, den ein Erdling an den Tag legt. Körperliche Aktivität, zuckerarme Ernährung und kühle Temperaturen zum Beispiel, fördern die Bildung von Mitochondrien.

Schauen wir uns den Prozess am Beispiel kühler Temperaturen genauer an:

Beim längerfristigen Aufenthalt in Kälte muss der Körper Wärme verstärkt selbst produzieren. Sonst besteht die Gefahr der Unterkühlung. Wie du bereits weißt, kann der Wärmeanfall mithilfe erhöhter Fettverbrennung gesteigert werden. Demnach muss der Körper dafür sorgen, die Kapazitäten für die Verbrennung von Fett zu erweitern.

Über spezielle Temperatursensoren erfasst das Nervensystem das Ausmaß der Kälte und leitet das Messergebnis an das Gehirn weiter. Das Gehirn gibt daraufhin den Befehl an die Fettverbrenner-Hormone, für die Bildung von Mitochondrien in den Zellen zu sorgen. Je mehr Mitochondrien schließlich zur Verfügung stehen, desto mehr Fett kann verbrannt und Wärme gebildet werden. Die Gefahr einer Unterkühlung ist somit abgewendet.

Von einem Mal kalt Duschen oder einem kurzen Fußbad in Eiswürfeln kommt diese Veränderung aber nicht zu stande. Dazu müssen die kühleren Temperaturen mehrere Wochen auf den Körper wirken können. So zum Beispiel, indem die Heizung im Winter heruntergeregelt wird.

Striktes und andauerndes Hungern bedingt die Inaktivierung der Fettverbrenner-Hormone. Hungern und Diäthalten verschlechtert somit das Potenzial, Mitochondrien zu bilden. Hält diese Situation langzeitig an, nimmt die Anzahl der Mitochondrien in den Zellen sogar ab, woraus eine Hemmung der Fettverbrennung resultiert.

Genetisch bedingt ist die Stilllegung der Mitochondrien bei manchen Erdlingen besonders stark ausgeprägt. Das Gehirn reagiert beim Diäthalten drastisch mit der Inaktivierung fettverbrennender Enzyme in den Mitochondrien. Dadurch kommt die Fettverbrennung massiv ins Stocken. Der Erdling ärgert sich, das Gehirn freut sich.

4.11 Vom Zappelphilipp zum Faulenzer

Es vergeht kaum ein Tag, an dem die Medien auf dem blauen Planeten nicht über das Abnehmen berichten. Ob Tageszeitung, Journal, Fernsehen, Radio, Internet oder in meinem Büchlein - alle wissen ausdauernd und eindringlich, schlaue Erklärungen abzugeben. Für Erdlinge ist es geradezu unmöglich, am Thema Abnehmen vorbeizukommen.

Den optimalen Erfolg verspricht mal die und mal die Diät. Hauptsache sie ist energiereduziert und mit regelmäßiger körperlicher Aktivität kombiniert. Garniert werden die Infos mit bearbeiteten Hochglanzfotos von durchtrainierten, wunderschönen und makellosen Erdlingen. Die schicken Erdlinge auf den Bildern lächeln dabei so glücklich, als wäre es ein Genuss, dem Diäthalten und Sport zu frönen.

Irgendwann erreichen die Medien ihr Ziel. Je penetranter die Infos und Bilder durch Ohren und Augen in den Kopf eindringen, desto stärker macht sich der Gedanke der Nachahmung breit.

Guter Dinge beginnt der unfitte Erdling in einem Fitnessstudio zu trainieren oder im Park zu joggen. Die ersten Trainingseinheiten sind ein Graus. Alles tut weh, das Herz sticht, die Klamotten riechen nach Schweiß und die Zunge hängt bis zu den Knien. Puh - das strengt an!

Das Glück der Erdlinge auf den Hochglanzfotos stellt sich aber auch nach Tagen nicht ein. Ganz im Gegenteil. Die Arme und Beine tun immer noch weh. Von Muskelzuwachs, dem Abschmelzen des Bauchspecks oder strafferer Haut ist weit und breit nichts in Sicht. Eine ganze Menge Entbehrung für offensichtlich Null Resultat. Na ja, es braucht offensichtlich mehr Zeit und Geduld als gedacht. Wer will die Flinte schon vorschnell ins Korn werfen. Also, weiter geht es mit der körperlichen Ertüchtigung...

Der ständige Sport jedoch macht schlapp. Als Folge formt sich der Wunsch nach Regeneration und Ruhe: Den Fernseher anschalten, die Beine hochlegen und faulenzen. Wer hart trainiert, hat sich ausgiebige Pausen verdient.

Diese Situation ist ideal dazu geeignet, dem Gehirn ein weiteres Mal auf den Leim zu gehen. Denn das Wollen nach Ruhe macht auch vor Alltagsaktivitäten nicht halt. Zunehmend begrenzt sich die tägliche Bewegung auf die geplanten Trainingseinheiten. Alle anderen Aktivitäten lassen nach bzw. kommen zum Erliegen. Im Klartext heißt das: Trotz Sport erhöht sich das durchschnittliche Bewegungspensum nicht. Die gezielte Bewegung im Sport wird durch verminderte Bewegung im Alltag ausgeglichen.

Den Aufzug anstelle der Treppe zu nutzen, erweist sich als deutlich bequemer. Auch die tägliche Fahrt zum Büro ist mit dem Bus weniger anstrengend, als mit dem Fahrrad. Der geplante Spaziergang am Wochenende fällt aus und der Besuch bei Freunden weicht einem Samstagsabend auf der Couch. Dreimal die Woche einkaufen zu gehen - muss doch nicht sein. Eine Tour macht es auch. Dann am besten mit dem Auto. Der Kurzurlaub zum Wandern endet in einem verlängerten Wochenende auf dem Liegestuhl eines Wellnesshotels.

In diesem Sinne geht es weiter: Wäsche waschen, Bügeln, Geschirrspülen, Aufräumen, beim Telefonieren auf und ab laufen, Reparaturarbeiten, Hobbies usw. - alles wird auf ein Minimum an Bewegungsaufwand reduziert. Bewegungen, die nicht mit einer notwendigen Handlung in Verbindung stehen, fallen vollständig weg.

Summa summarum hat sich die Energiebilanz nicht verändert. Der Energieaufwand für körperliche Bewegung ist gleich geblieben. Lediglich der vom Gehirn manipulierte Erdling wundert sich, warum er trotz vorbildlichen Sports nicht abnimmt: „Was ist nur los mit mir? Funktioniert bei mir die Fettverbrennung nicht?"

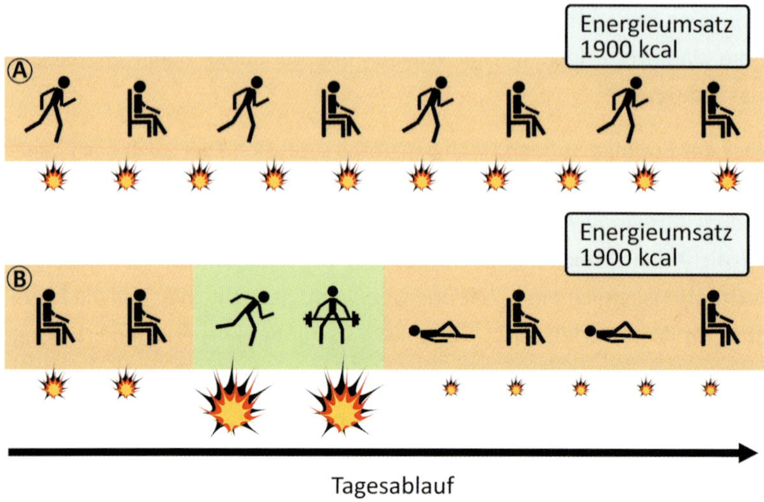

Abbildung 17: A) In der Summe verbraucht ein Erdling bei einem bestimmten Bewegungsumfang zum Beispiel 1900 kcal pro Tag. B) Eine tägliche Sporteinheit bestehend aus Ausdauer- und Kraftsport soll ihm ab sofort beim Abnehmen helfen. Allerdings bewegt er sich dafür im Tagesverlauf weniger, wodurch er letztlich wieder unverändert 1900 kcal pro Tag verbraucht.

Aufmerksame Erdlinge bemerken es, wenn sie sportbedingt zu eingeschränkter Alltagsaktivität neigen. Ihnen ist bewusst, dass sie ihr Ziel des Gewichtsabbaus in Gefahr bringen. Dementsprechend sind sie bemüht, das gesamte Bewegungspensum auf einem hohen Niveau aufrecht zu erhalten. Vielmehr noch sehen sie das Treppensteigen, das Einkaufen zu Fuß oder die Fahrradfahrt zur Arbeit neben dem Sport als Maßnahmen zur Verstärkung der Fettverbrennung. In diesem Fall funktioniert der Trick des Gehirns nicht mehr. Angst bekommt das Gehirn dadurch allerdings nicht. Die ruheresistenten Erdlinge nimmt es mit einer anderen Strategie auf die Schippe.

Bei aufmerksamen Erdlingen nützt es dem Gehirn wenig, auffällige und leicht durchschaubare Fallen zu stellen. Ein großes Loch im Boden bringt nichts, wenn es gesehen wird. Niemand fällt hinein. Hier sind gut getarnte Maßnahmen gefragt. Wie sich das Gehirn dabei zu helfen weiß, erkläre ich dir nachfolgend am Beispiel des Erdlings-Weibchens Marina:

Marina hat einen Job im Büro. Auf der täglichen Autofahrt zur Arbeit trommelt sie mit den Fingern den Takt der Musik, die sie hört. Während sie am Schreibtisch Dokumente durchgeht, spielt sie gern mit dem Kugelschreiber. Sie lässt ihn zwischen den Fingern kreisen, so wie es Schlagzeuger von Rockbands cool mit ihren Stöcken machen. Beim Überlegen, wie sie ihre Aufgaben am effektivsten abarbeiten kann, streicht sie in wiederholten Vor- und Rückwärtsbewegungen mit der Hand unter ihrem Kinn entlang. Die Mittagspause verbringt sie gerne mit Kolleginnen in der Kantine. Während der Unterhaltung bei Tisch wippt sie unentwegt mit dem Fuß.

Aktuell muss Marina jeden Mittwoch beim Physiotherapeuten erscheinen. Er behandelt sie wegen einer Muskelzerrung im Rücken. Während sie ungeduldig im Wartezimmer der Praxis sitzt, spielt sie an ihrem Ohrring herum. Sie dreht ihn hin und her, zieht ihn ein Stück heraus und schiebt ihn wieder hinein. Abends beschäftigt sie sich bevorzugt mit Fernsehen oder liest spannende Romane. Dabei zupft sie pausenlos am Reißverschluss der Tasche ihrer Jogginghose herum oder wickelt eine Haarsträhne auf ihrem Zeigerfinger auf und ab. Später im Bett schläft Marina nicht sofort ein. Sie denkt über dies und jenes nach. Währenddessen trommelt sie nervös mit den Daumen auf die Bettdecke.

Der Physiotherapeut hat Marina eine Gewichtsreduktion empfohlen. Dadurch würde ihr Rücken entlastet und erneute Muskelzerrungen blieben zukünftig aus.

Nach ein paar Tagen des Diäthaltens lässt sich eine interessante Beobachtung anstellen. Maria wirkt ruhiger und entspannter. Es fällt auf, dass sie nicht mehr mit den Fingern trommelt, nicht mehr mit dem Fuß wippt sowie das Spielen mit dem Ohrring, dem Reißverschluss und der Haarsträhne aufgehört haben. Genau das wollte das Gehirn erreichen. Denn das Einsparen von Energie lässt sich auch durch das Stoppen von Kleinbewegungen erzielen.

Selbstverständlich nimmt ein Erdling von einem Mal Fußwippen nicht ab. Genauso wenig nimmt er zu, wenn er einmal weniger mit dem Fuß wippt. Dazu ist der Energieverbrauch einer Fußwipp-Bewegung zu unbedeutend. Wenn ein Erdling aber mehrere hunderte bis tausende Male pro Tag klopft, trommel und wippt, kommt ein ordentliches Sümmchen an Energie zusammen. Hochgerechnet auf Wochen und Monate, lässt sich durch das Ausbleiben von Kleinbewegungen einiges an Energie sparen.

4.12 Doppelt hungrig bis halb gesättigt

Stell dir den Hunger-Sättigungs-Mechanismus im Gehirn wie eine alte Balkenwaage aus einem Tante-Emma-Laden vor. An einem horizontal gelagerten Balken, der mittig auf einem Drehpunkt lagert, sind zwei Schalen aufgehängt. In die eine Schale wird ein Gewicht, zum Beispiel einhundert Gramm, gestellt. Die Seite des Arms ist dadurch schwerer und sinkt nach unten. Die andere Schale kann nun mit einer Ware, wie zum Beispiel Käse, Wurst oder Gewürzen, bestückt werden. Je mehr sich die Ware den einhundert Gramm nähert, desto mehr kommt der Balken in die Waagerechte. Bei genau einhundert Gramm Ware lagert der Balken perfekt in der Horizontalen.

Jetzt tauschen wir Gewicht und Ware gegen Hunger und Sattheit aus. In die eine Schale packen wird den Hunger und in der anderen Schale verstauen wir die Sattheit. Sind beide gleich schwer, steht der Balken waagerecht und der Energiehaushalt ist ausgeglichen.

Mit jeder Stunde nach einer Mahlzeit häuft sich in der Hungerschale Gewicht an. Dadurch sinkt die Hungerschale beladen nach unten. Als Gegenreaktion muss die leere Schale auf der gegenüberliegenden Seite durch Essen mit Sättigung gefüllt werden. Wenn du „100 g“ Hunger verspürst, musst du so viel essen, bis auf der anderen Seite „100 g“ Sattheit angehäuft sind. Diese Situation wiederholt sich im Laufe des Tages von Mahlzeit zu Mahlzeit.

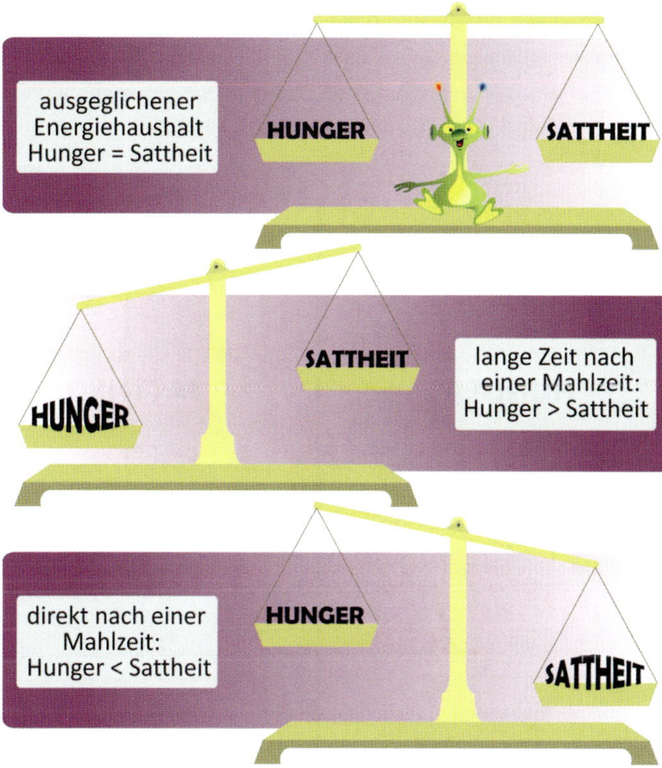

Abbildung 18: Hunger und Sättigung wechseln einander in Abhängigkeit der Nahrungsaufnahme ab. Während bzw. unmittelbar nach einer Mahlzeit führt die Sättigung zur Sattheit. Je länger die Mahlzeit zurückliegt, desto mehr nimmt die Sattheit ab und der Hunger setzt sich durch. Ein gut geregelter Hunger-Sättigungs-Mechanismus trägt zum Erhalt des Körpergewichtes bei. Es wird nur so viel gegessen, wie der Körper benötigt. Die Aufnahme überschüssiger Energie bleibt aus.

Bei mittel- bis langfristigen Hungerkuren manipuliert das Gehirn den Waagenbalken. Es hebt den Balken aus der mittigen Lagerung heraus und setzt ihn verschoben in Richtung des Hungers wieder auf.

Je länger und je strenger deine Hungerkur ist, desto weiter wird der Waagenbalken vom ursprünglichen Mittelpunkt verschoben. Der Balkenarm mit der Hungerschale ist dadurch länger und sinkt bereits ohne Beladung mit Hunger ein Stück nach unten. Im wahrsten Sinne des Wortes „erschwerend“ kommt nun der Hunger dazu, der aus dem Diäthalten resultiert. Die Hungerschale sinkt tief nach unten ab. Im Fazit haben sich das Hungergefühl verstärkt und der Eintritt der Sättigung verzögert.

Damit der Waagenbalken bei diesem einseitig überdimensionierten Übergewicht in die Horizontale kommt, musst du ab sofort mehr essen. Für unser Beispiel heißt dass, gegen „100 g“ Hunger genügen „100 g“ Sattsein nicht mehr. Erst bei „120 g“ Sattsein oder mehr kommt der Balken wieder ins Gleichgewicht.

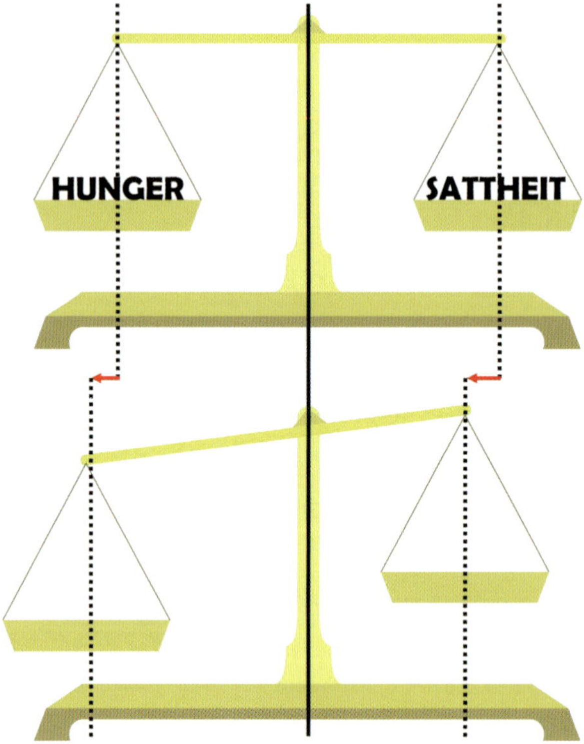

Abbildung 19: Hungerkuren führen zu Veränderungen im Hunger-Sättigungs-Mechanismus. Die Veränderung drückt sich in einer Verschiebung einhergehend mit verstärktem Hunger und verminderter Sättigung aus.

Das Gehirn hat deinen Hunger-Sättigungs-Mechanismus in die Richtung manipuliert, dass die Sättigung weniger gut funktioniert, während die Intensität der Hungergefühle zugenommen hat. Du musst nun deutlich mehr essen als vor dem Beginn der Diät, um das gleiche Sättigungsgefühl zu erfahren. Die Nahrungsenergie, die du dadurch bedingt mehr aufnimmst, nutzt das Gehirn, um die Fettzellen wieder dick und rund zu füttern.

4.13 Verstärkte Fettbildung in der Leber

Kohlenhydrate bzw. Zucker, die du mit dem Essen aufnimmst, werden im Mund und im Dünndarm verdaut. Dabei gehen aus dem Abbau großer Zuckermoleküle kleine Zuckermoleküle hervor. Die sind so klein, dass sie durch die Öffnungen der Darmzellen passen und auf diesem Weg ins Blut gelangen können.

Der Zucker wird als erstes von der Leber aufgenommen. Die schaut nun, wie viel Zucker welcher Sorte vorliegt. In Abhängigkeit davon entscheidet sie, was damit passieren soll. Einen Teil des Zuckers behält sie für sich und den anderen Teil gibt sie wieder ins Blut ab. Der ins Blut abgegebene Anteil steht anschließend den Geweben und Organen des Erdlings-Körpers zur Verfügung. Hinsichtlich der nachfolgenden Betrachtung beschränke ich mich auf den, in der Leber verbleibenden Zucker.

Die Leber verbrennt einen Teil des Zuckers zur Energiebereitstellung. Denn auch sie muss leben. Aus dem verbleibenden Zucker baut sie große Speicherzuckermoleküle auf, die in den Leberzellen eingelagert werden. Zucker, den die Leber weder zur Verbrennung noch zur Speicherbildung nutzen kann, wandelt sie in Fett um. Das gebildete Fett verpackt sie und schickt es mit der Blutpost an die Fettzellen.

Die Zuckerspeicher der Leber werden beim Sport oder bei längeren Esspausen abgebaut. Die freigesetzten Zucker dienen anschließend der Energieversorgung zuckerabhängiger Gewebe und Organe. Der Wiederaufbau der Zuckerspeicher kann erst dann erfolgen, wenn mit der Nahrung ausreichend Zucker aufgenommen wird.

Die Kunst richtiger Ernährung besteht demnach auch darin, nur so viel Zucker zu essen, wie die Leber unmittelbar verbrennen und speichern kann. Auf diese Weise ließe sich die Fettbildung verhindern.

Nehmen wir an, die Leber benötigt täglich 30 g Zucker zur Energiegebereitstellung und 70 g Zucker, um die Speicher aufzubauen. In der Summe sind das 100 g Gramm Zucker, die dich hinsichtlich deines Körperfettanteils nicht ärgern. Der Zucker jedoch, den du über diese Menge hinaus aufnimmst, kann der Fettbildung zugeführt werden.

Mit dem Beginn einer Hungerkur erfolgt der Abbau der Zuckerspeicher der Leber. Da Hungerkuren und somit die Verminderung der Zuckerzufuhr einige Tage bis Wochen durchgehalten werden, kann in dieser Zeit kein vollständiger Wiederaufbau der Zuckerspeicher eintreten. Den noch verfügbaren Zucker benötigen die Zellen, Gewebe und Organe direkt zum Überleben. Allerdings ändert die Leber in dieser Zeit ihre Prämissen im Umgang mit Nahrungszucker. Sie verschiebt die Anteile des Zuckers, die jeweils der Verbrennung, der Speicherung oder der Fettbildung zugeführt werden.

So lange du hungerst, machen sich die Veränderungen für dich nicht ungünstig bemerkt. Erst wenn du deine Diät abbrichst, und wieder mehr isst, zeigt dir die Leber wie „lieb" sie dich hat. Von den 100 g Zucker aus unserem Rechenbeispiel nutzt sie ab sofort 20 g zur Verbrennung, 40 g zur Speicherung und 40 g zur Fettbildung. Das gebildete Fett dient anschließend der Wiederauffüllung der Fettzellen. Demnach hat sich die ehemals unproblematische Zufuhrmenge von täglich 100 g für dich erledigt. Die ungefährliche Zuckermenge begrenzt sich nun auf maximal 60 g Zucker pro Tag.

Besonders drastisch fällt dieser Effekt aus, wenn du im Anschluss an eine Hungerkur große Mengen an Weißmehlprodukten und weißzuckerhaltigen Lebensmitteln verdrückst. Dann kommt zu der Fettbildung aus der Verschiebungsreaktion noch die Fettbildung aus überschüssig aufgenommenen Zuckern dazu. Konkret in Zahlen ließe sich der Sachverhalt wie folgt darstellen: Deine Leber verstoffwechselt die benannten 60 g Zucker ohne Fettbildung. Nach Abbruch der Hungerkur steigerst du deine tägliche Zufuhr von Zuckern, die in der Leber verbleiben, auf 200 g. Nach Abzug der 60 g verbleiben somit 140 g Zucker, die der Fettbildung dienen können. Was für ein Fest! Das lässt die Fettzellen vor Freude tanzen!

Du könntest dagegen argumentieren, dass ein Erdling nach Abbruch der Diät auf keinen Fall zu viel essen sollte. Aber erzähl das mal dem Gehirn. Es wird dir nicht zuhören. Dem Heißhunger, den es in deiner Gefühlswelt induziert, entkommst du nicht. Im berühmten Minnesota-Hungerexperiment reduzierten die Teilnehmer ihre tägliche Energiezufuhr um fünfzig Prozent. Nach Abbruch der Hungerphase stieg die Energiezufuhr der Erdlinge auf einhundertsechzig Prozent verglichen zur Zeit vor der Hungerkur an! Das übermäßige Reinschauffeln von Essen hörte selbst dann nicht auf, nachdem die Fettspeicher längst wieder vollständig aufgefüllt waren.

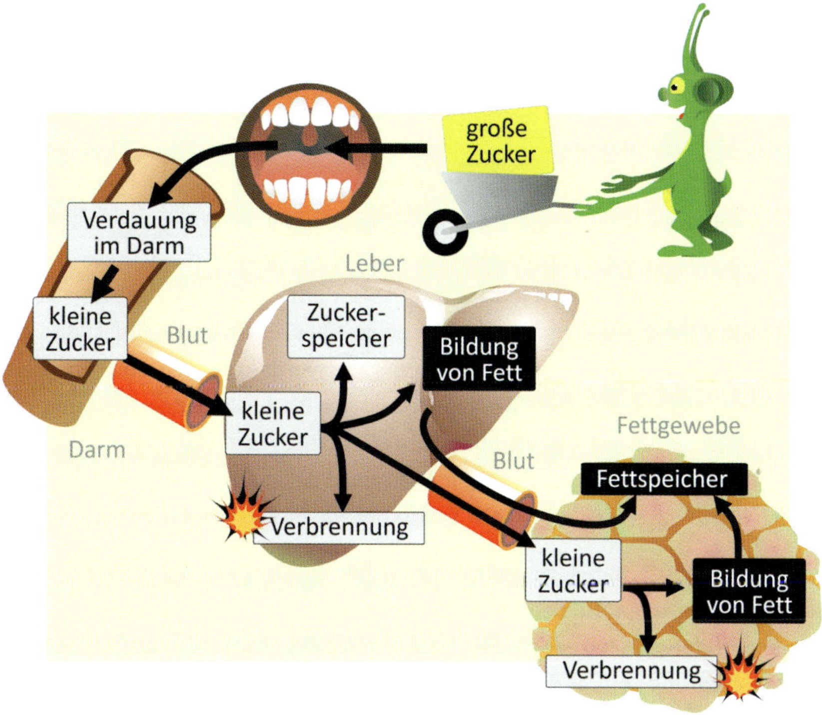

Abbildung 20: Die Verwendung von Nahrungszuckern zur Bildung von Fett. Insbesondere die Leber und die Fettzellen können bedeutende Mengen Zucker in Fett umbauen. Der Prozess der körpereigenen Fettbildung wird vor allem bei überhöhter Zuckerzufuhr im Rahmen übermäßiger Nahrungsaufnahme ausgelöst.

Das Mampfen nach Abbruch einer Hungerkur beschränkt sich jedoch nicht nur auf die überhöhte Zufuhr an Kohlenhydraten bzw. Zuckern. Auch Fett wird in dieser Situation reichlich über den Bedarf konsumiert. Denn Hungern intensiviert das Wollen nach energiereicher Nahrung. Insbesondere zucker- und fettreiche Kost wie zum Beispiel Schokolade, Torte, Hamburger, Nudeln mit Sahnesoße erweisen sich dabei als beliebte Sättigungsmittel.

Die Mastkur kann langfristig bzw. wiederholt durchgeführt, ernstzunehmende gesundheitliche Probleme bedingen. Denn das gebildete Fett muss nicht zwingend im Speicherfettgewebe abgelagert werden. Ein mehr oder weniger großer Teil des gebildeten Fettes verbleibt in der Leber und führt langfristig zur Verfettung des Organs. Die weiteren Folgen können Diabetes, Leberzirrhose, Leberkrebs oder Herzinfarkt sein.

4.14 Hey Muskel, du sollst Fett verbrennen!!!

Hör auf die Fitnessfreaks: Du brauchst Muskeln! Große Muskeln! Massive Muskeln! Wunderbare Muskeln! Denn die verbrennen Fett! Das Fett, welches du loswerden möchtest!

Klar kann die Muskulatur viel Fett verbrennen. Das ist sogar im Schlaf möglich, da sie selbst im Ruhezustand viel Energie zum Leben braucht. Sie kann aber auch Zucker verbrennen. Dann verbrennt sie logischerweise kein Fett. Ob die Muskeln Fett oder Zucker verbrennen, dürfen sie jedoch nicht selbst entscheiden. Sie müssen sich dem gesamten Stoffwechselgeschehen unterordnen. Mit dem Stoffwechsel ist das jedoch so ein Ding. Bei abspeckenden Erdlingen zeigt er Veränderungen und macht komische Sachen. Mein gesamtes Büchlein ist voll von den Eskapaden. Dadurch hat es auch die Muskulatur nicht leicht und arbeitet anders, als es die Erdlinge wünschen. Unglücklicherweise ist dieses Arbeiten nicht dazu geeignet, abspeckenden Erdlings-Moppeln beim Halten des erreichten Wunschgewichtes zu helfen.

Bereits hingewiesen hatte ich auf Störungen im Zuckerstoffwechsel, die häufig bei moppeligen Erdlingen zu beobachten sind. Dabei kann das Hormon Insulin den Stoffwechsel der Muskelzellen kaum noch regulieren. Bei dieser als Insulinresistenz bekannten Störung kommt der Zucker nicht mehr in die Muskeln hinein. Die Muskulatur ist somit gezwungen, verstärkt Fett zu verbrennen. Das klingt gut, hilft dir jedoch nicht beim Abnehmen. Denn aus dem Zucker, den die Muskulatur nicht mehr verbrennen kann, wird in der Leber reichlich Fett gebildet. Dieses Fett macht anschließend die Fettzellen prall und rund.

Bei einer Hungerkur wird die Insulinresistenz aufgehoben. Jetzt kann das Insulin wieder wirken und verbessert den Stoffwechsel der Muskulatur. Die Muskelzellen nehmen den Zucker aus dem Blut auf und verbrennen ihn. Parallel dazu nimmt aber die Fettverbrennung in den Muskeln ab. Denn Insulin hemmt die Fettverbrennung. Ausgerechnet jetzt, wo du endlich abnimmst und möglichst viel Fett verbrennen möchtest, schaltet die Muskulatur auf die Verbrennung von Zucker um.

Das Umschalten von Fett- auf Zuckerverbrennung bedingt darauffolgend den sparsamen Umgang mit Nahrungsfett. Nicht verbranntes Fett kann in die Fettzellen eingelagert werden und zum Wiederaufbau des Fettgewebes beitragen.

Ich empfehle dir in diesem Zusammenhang noch einmal das Kapitel 3.7 „Abnehmen fördert die Gesundheit und die Neubildung von Fettzellen“ zu lesen. Auch in diesem Kapitel wurden die Einflüsse von Insulin und Insulinresistenz auf den Stoffwechsel angesprochen.

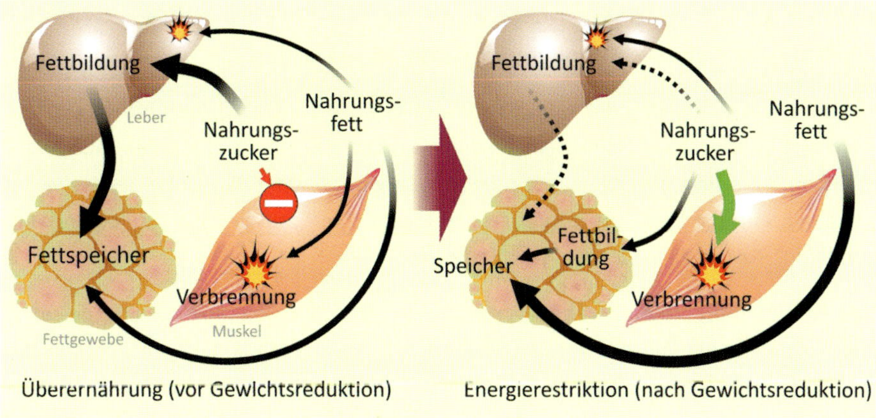

Abbildung 21: Links: Bei Überernährung verschließt sich die Musklatur gegenüber der Zuckeraufnahme aus dem Blut. In der Leber wird dieser Zucker zur Fettbildung verwendet und dieses anschließend im Fettgewebe gespeichert. Die Muskulatur lebt derweil von Fettverbrennung. Schlank macht das dennoch nicht, denn der größte Teil des Nahrungsfettes landet ebenfalls im Fettgewebe. Rechts: Als Ergebnis einer Hungerkur öffnet sich die Muskulatur für die Zuckeraufnahme. Dadurch reduziert sich die Fettbildung in der Leber. Die Muskulatur schaltet nun auf Zuckerverbrennung um, wodurch allerdings die Fettverbrennung gehemmt und die Fettspeicher geschont werden. Bereits kleine Mengen Fett, die zu viel verzehrt werden, landen sofort im Fettgewebe.

4.15 Gewichtsplateau und Jojo-Effekt

„Plateau" und „Jojo-Effekt" sind zwei Begriffe, die immer wieder im gleichen Atemzug mit dem Abnehmen genannt werden. Aber wofür stehen diese Begriffe eigentlich und wie sind sie zu erklären?

In den ersten Tagen und Wochen einer Hungerkur vermindert sich das Körpergewicht vergleichsweise rasch. Im weiteren Verlauf nimmt der Gewichtsverlust pro Zeiteinheit jedoch ab. Letztlich geht das Gewicht kaum noch zurück und bleibt relativ konstant. Besteht die Gewichtskonstanz über längere Zeit, zum Beispiel mehrere Wochen, wird von einem Plateau gesprochen.

Die Veränderung des Körpergewichtes lässt sich unkompliziert in einer Kurvenfunktion darstellen. Dadurch wird der typische Verlauf der Körpergewichtsveränderung sehr gut sichtbar gemacht: Am Anfang fällt die Kurve stark ab. Im Weiteren verlangsamt sich der Abfall und endet schließlich in einem horizontalen Verlauf.

Ein Gewichtsplateau ist immer als Resultat einer Hungerkur zu beobachten. Denn die Einschränkung der Zufuhr von Nahrungsenergie führt nicht zu einem endlosen

Körpermasseverlust, der erst stoppt, wenn sich ein Erdling vollständig aufgelöst hat. Ein Plateau ist somit nichts Außergewöhnliches und absehbar.

Bei einer Verminderung der täglichen Energiezufuhr von zirka fünfhundert Kilokalorien lässt sich im Durchschnitt ein Gewichtsverlust von zwei Kilo pro Monat bewerkstelligen. Allerdings gilt das nur für die ersten Monate der Diät. Denn der Gewichtsabbau verlangsamt sich im Zeitverlauf. Hochgerechnet auf ein Jahr sind es ungefähr zehn Kilo, die auf diese Weise verschwinden.

Fies ist ein Plateau dann, wenn es trotz deutlicher Einschränkung der Energiezufuhr sehr rasch eintritt und mit vergleichsweise geringem Erfolg einhergeht. Lass es beispielsweise ein Masseabbau von lediglich ein bis drei Kilo im ersten Monat des Diäthaltens sein, dem anschließend keine weitere Veränderung mehr folgt.

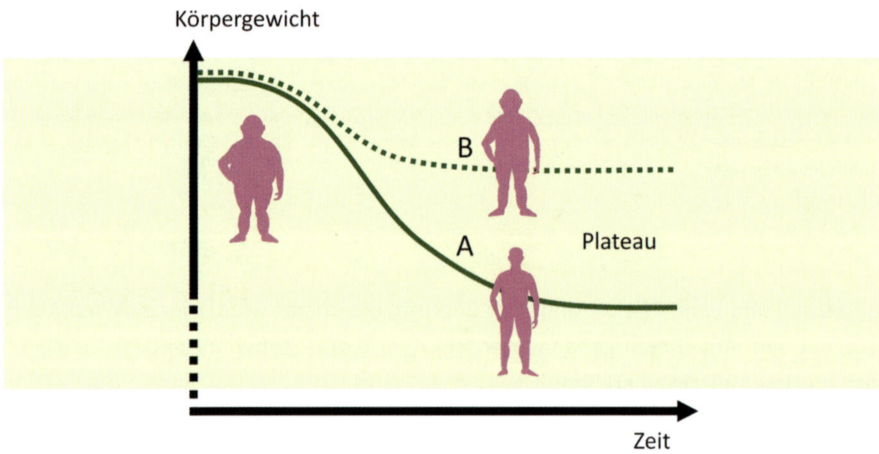

Abbildung 22: Der Verlauf der Körpergewichtsentwicklung infolge Diäthaltens. A: Ein bestimmtes Energiedefizit bewirkt einen bestimmten Masseabbau. Danach verbleibt das Gewicht stabil. Bzgl. des horizontalen Verlaufs der Kurve wird von einem Plateau gesprochen. B: Aufgrund der Abwehrmechanismen gegen das Abnehmen kann das Plateau trotz bedeutender Einschränkung der Energiezufuhr unerwarteter Weise bereits auf einem hohen Gewichtsniveau eintreten. Die Hungerkur hat in diesem Fall kein zufriedenstellendes Ergebnis gebracht.

Die psychische Wirkung, die von einem Plateau ausgeht, ist verheerend. Denn dem Erdling wird in dieser Situation bewusst, dass sein vorbildliches Diäthalten keinen weiteren Erfolg zulässt. Wozu dann also Hungern und Sportreiben? Demotiviert gibt der Erdling auf.

Das Aufgeben geht gewöhnlich mit dem Rückfall in die alten Verhaltensmuster einher: „Ab sofort esse ich was ich will und Sport braucht es nicht mehr!“. Zu dem Zeitpunkt, an dem der Erdling seiner resignativen Einstellung blind zu folgen beginnt, betritt der Jojo-Effekt die Bühne. Dramatisch und eindrucksvoll lässt er seinen Mantel wallen und verdüstert somit den Blick zu Sonne. Der Schrecken der Abnehmwilligen ist gekommen.

Der Begriff leitet sich von der typischen Bewegung eines Jojos beim Spielen ab. Erst fällt das Gewicht am Faden abrollend nach unten und steigt, sich anschließend am Faden aufrollend, nach oben. Das heißt, dem Gewichtsabbau folgt der Wiederaufbau des Gewichtes. Dabei kann das neue Körpergewicht auf dem gleichen Niveau oder etwas über dem alten Gewicht liegen.

Beim Spielen rollt sich das Jojo wiederholt nach unten ab und danach wieder nach oben auf. Genauso ist es mit wiederholten Hungerkuren: Abnehmen, Zunehmen, Abnehmen, Zunehmen usw.

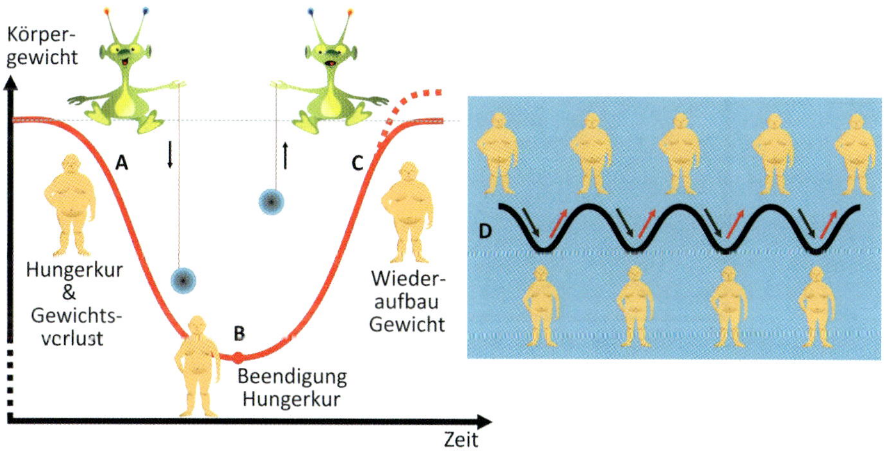

Abbildung 23: Der Jojo-Effekt. Die Körpergewichtsentwicklung zeigt beim Abnehmen in der Regel einen typischen Verlauf. Dieser Verlauf berücksichtigt den Masseabbau (A) gefolgt vom Massewiederaufbau (C) nach Abbruch der Hungerkur (B). Bei wiederholten Hungerkuren ergibt sich daher ein wiederholtes Auf und Ab in der Körpergewichtsentwicklung (D). Verglichen wird die Situation mit dem Auf und Ab beim Spielen mit einem Jojo.

Aber ich denke, das weißt du bereits. Mir geht es eigentlich um einen anderen Aspekt, der hinsichtlich des Jojo-Effektes betrachtet werden muss. Der Jojo-Effekt beschreibt nicht nur den Verlauf der Entwicklung des Körpergewichtes. Gleichzeitig berücksichtigt er die Veränderung der Körperzusammensetzung. Dabei werden die

Körpergewichtsentwicklung und die Körperzusammensetzung im Bezug zueinander betrachtet. Hinsichtlich der Körperzusammensetzung erweisen sich der Körperfettanteil und die fettfreie Körpermasse, einschließlich Muskulatur, als relevant.

Bei übertriebenen und ungeeigneten Hungerkuren zeigt sich ein vergleichsweise hoher Verlust an fettfreier Masse und Muskulatur. Die Fettmasse hingegen unterliegt einem verhältnismäßig moderaten Abbau. Vereinfacht heißt dass, du verlierst zu viel Muskeln, aber zu wenig Fettmasse. Beim Zunehmen sieht es anders aus: Die fettfreie Masse erholt sich nur mäßig, während das Fettgewebe einen Geschwindigkeitsrekord im Wachsen hinlegt. Zum Schluss bist du so schwer wie vor der Diät, hast aber weniger Muskeln und mehr Fettmasse als vorher. Wie ungünstig diese Veränderung in der Körperzusammensetzung ist, erfährst du im nächsten großen beziehungsweise dem letzten Kapitel des Buches.

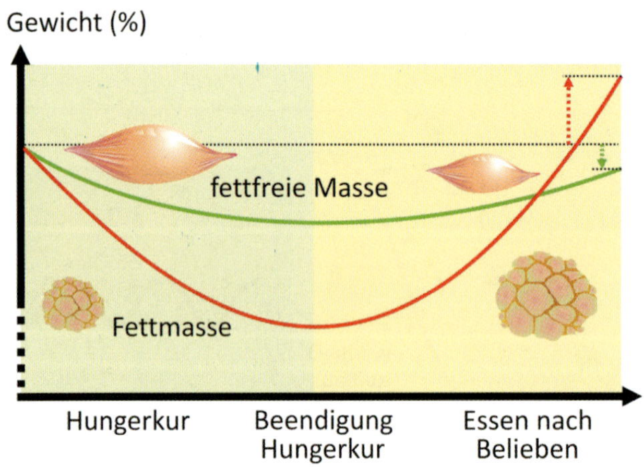

Abbildung 24: Der Einfluss von Hungerkuren auf die Körperzusammensetzung. Infolge der verminderten Energiezufuhr wird nicht nur Fettmasse, sondern auch fettfreie Masse einschließlich Muskulatur abgebaut. Beim Wiederaufbau des Gewichtes im Anschluss an das Diäthalten bleibt die Zunahme der fettfreien Masse unter dem Ausgangsniveau zurück. Das Fettgewebe hingegen erhöht sich hinsichtlich der absoluten Masse über das Ausgangsniveau hinaus. Daraus können sich gesundheitliche und stoffwechselbezogene Störungen entwickeln, welche unter anderem das Abnehmen in der Zukunft erschweren.

Ein vorzeitiges Plateau und der Jojo-Effekt können typische Ergebnisse der Abwehraktivität des Gehirns und der biologischen Anpassung sein. Dabei kann sich wiederholtes Diäthalten zunehmend tückischer auf das Plateau und den Jojo-Effekt bemerkt machen.

Typisch ist zum Beispiel die jährlich wiederkehrende Hungerkur vor dem Sommerurlaub. Hauptsache schnell herunter mit dem Gewicht, um anschließend gemächlich „all inclusive" am Strand zu dösen. Wenn nicht bereits im Urlaub, steigt der Körperfettanteil spätestens nach der Rückkehr in die eigenen vier Wände wieder an.

Hinsichtlich zukünftiger Diätversuche zeigt es sich jedoch, dass es zunehmend länger dauert und aufwendiger sein kann, das Wunschgewicht zu erreichen. Das Wiederzunehmen hingegen läuft wie geschmiert in immer kürzerer Zeit ab.

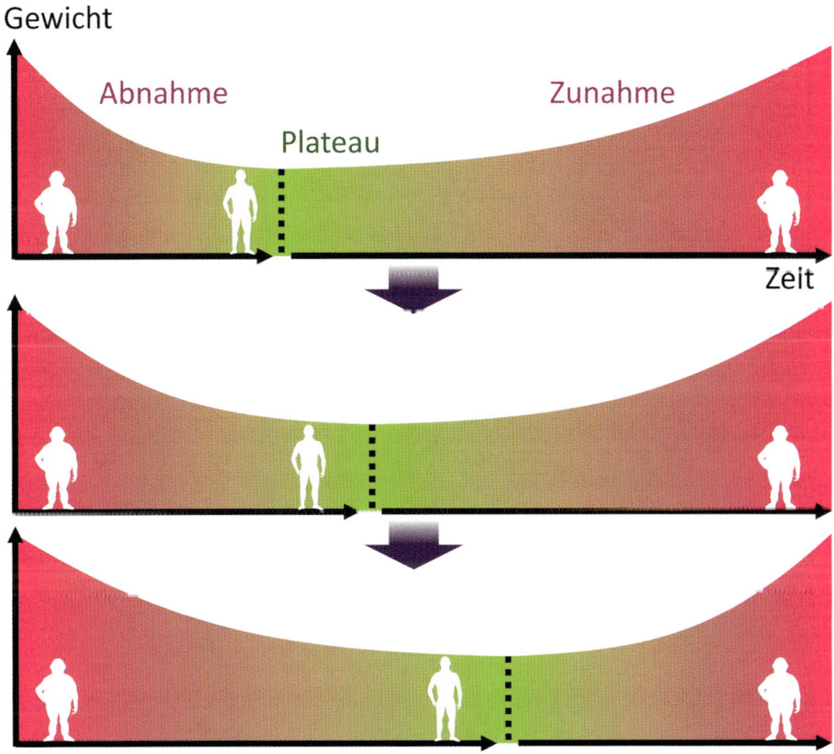

Abbildung 25: Das Ergebnis wiederholter Hungerkuren. Oben: Die ersten Diäten führen zu einem raschen Körpergewichtsverlust und zu einem allmählichen Wiederaufbau des verlorenen Gewichtes. Mitte/unten: Mit jeder weiteren Diät dauert es länger bzw. kostet es mehr Geduld und Aufwand, bis die erwünschte Gewichtsreduktion erreicht wird. Der Gewichtszuwachs nach Abbruch der Diät hingegen, schreitet zunehmend schneller voran. Realistischerweise müsste das Plateau von Bildchen zu Bildchen (das heißt, von Diät zu Diät) ein Stück höher liegend eingezeichnet werden. Aber es ist ja bereits so schon ärgerlich genug.

Auf lange Sicht ergibt sich hinsichtlich des Körpergewichtes entsprechend der Erklärung eine wellenförmige Kurve, die stetig ansteigt. Mit jeder missglückten Hungerkur verstärken sich der Muskelverlust, der Fettmasseaufbau und die Gewichtszunahme. Zu diesem Thema habe ich später im Kapitel 5.2 „Sarcopenic Obesity. Hä, was?“ weitere interessante Informationen zusammengetragen.

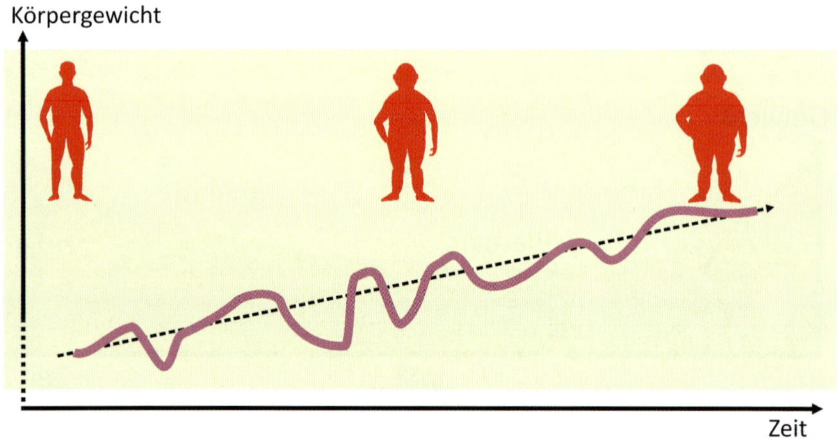

Abbildung 26: Der Verlauf des Körpergewichts über die Jahre bzw. Jahrzehnte. Trotz vorübergehender Gewichtsabnahmen zeigt sich im Durchschnitt ein Zuwachs an Körpergewicht. Eine kurzfristig erfolgreiche Gewichtsreduktion sagt nichts über die mittel- bis langfristige Entwicklung der Körpermasse aus.

Einige Erdlings-Forscher meinen, es gäbe keinen Jojo-Effekt. Was speziell sie dabei für Gedanken hegen, ist für mich schlecht nachvollziehbar. Denn die Mehrheit der wissenschaftlichen Studien zeigt den Wiederaufbau des Gewichtes nach einer Hungerkur. Bei einigen Erdlingen dauert es wenige Tage, bei anderen wenige Jahre, bis sich das Körpergewicht wieder auf dem Niveau wie vor Beginn der Hungerkur eingestellt hat. Ja okay, die Abwärts-Aufwärtsbewegung muss nicht grundsätzlich so schnell verlaufen wie die bei einem Jojo-Spielzeug. Auch das Ansteigen des Körpergewichtes über den Ausgangswert vor der Diät und auch die beschriebenen ungünstigen Veränderungen der Körperzusammensetzung müssen nicht zwingend sein. Aber das Ergebnis ist in der Regel das gleiche: Das Gewicht steigt an! Eine andere Bezeichnung als Jojo-Effekt würde die Situation nicht besser machen.

Als nicht korrekt diskutiert wird auch meine Behauptung, wiederholte Hungerkuren mit Jojo-Effekt würden das Abnehmen im Laufe der Jahre erschweren. Richtig, zwingend sein muss das nicht. Es ist durchaus möglich, dass der Körper eines Erdlings auf eine Hungerkur immer wieder mit dem gleichen Erfolg reagiert. Was bei dieser Diskussion aber häufig vernachlässigt wird, ist der Rückgang fettfreier Masse und des Grundumsatzes im Alter. Diesen Aspekt stelle ich im Kapitel 5.6 „Vom Rennpferd zum Gaul“ im letzten großen Abschnitt meines Büchleins vor.

Weiterhin darf nicht vergessen werden, dass Erdlinge im Zeitraum zwischen Hungerkuren gewöhnlich zu viel essen. Dadurch steigt das Körpergewicht langfristig an, auch wenn es ihnen bei jeder Diät erneut gelingt, zehn Kilo abzubauen. Lässt sich der Gewichtszuwachs nicht unmittelbar der biologischen Anpassung anlasten, dann zumindest aber dem Mampfen in der diätfreien Zeit.

4.16 Rien ne va plus – Nichts geht mehr

Anhand des Jojo-Effektes siehst du sehr schön, wie sich das Gewicht eines Erdlings in Abhängigkeit der Energiezufuhr reduzieren lässt und wie es wieder ansteigt. Bei wiederholten Diäten reihen sich das Ab- und Aufwärts der Körpermasse immer wieder aneinander. Eingezeichnet in ein Diagramm ergibt sich eine wellenförmige Kurve.

Aber auch bei Erdlingen, die nicht gezielt abnehmen, lässt sich eine wellenförmige Veränderung im Körpergewicht beobachten. Die Gewichtsschwankungen sind dabei nicht so stark ausgeprägt wie bei Diäthaltenden. Im Verlauf von mehreren Monaten sind es lediglich einige hundert Gramm bis wenige Kilo. Typisch ist zum Beispiel das ungewollte Zunehmen von zwei Kilo in der kalten Jahreszeit und das Abnehmen der zwei Kilo in der warmen Jahreszeit.

Ähnlich geht es Erdlingen, die zunehmen wollen. Insbesondere ehrgeizige Erdlinge, die viel Muskelmasse aufbauen möchten, bemerken die Grenzen, die ihnen ihr Körper setzt: Mithilfe von erhöhter Nahrungszufuhr und Kraftsport steigt das Gewicht ein paar Kilogramm an, verbleibt eine gewisse Zeit auf einem Plateau und fällt wieder ab. Danach wiederholt sich der Prozess fortlaufend.

In Experimenten konnte gezeigt werden, dass Erdlinge bei gezielt übermäßiger Energiezufuhr unterschiedlich stark zunahmen. Aßen die nachfolgend wieder ihrer Sättigungswahrnehmung entsprechend, ging das Gewicht zurück.

Diese Beobachtungen führten zu der Annahme, dass es ein individuell gesetztes Körpergewicht gibt. Die Vertreter der so genannten Set-Point-Theorie gehen dabei von einem genetisch fixierten Körpergewicht aus, welches sich langfristig nicht verändern lässt. Es schwankt zwar in gewissen Ablenkungen mal nach oben und mal nach unten, im Durchschnitt verbleibt es jedoch konstant. Demnach sind Moppelige zum Dicksein und Fadennudeln zum dauerhaften Dünnsein verdammt.

Als Ursache wird die kompensatorische Aktivität des Hunger-Sättigungs-Mechanismusses im Gehirn benannt. Seine hochsensitive Regulation des Energiehaushaltes führt über die Anpassung der Energiezufuhr immer wieder zur Annäherung an das ursprüngliche Körpergewicht. Ist das Körpergewicht angestiegen, vermindert das Gehirn den Hunger und erhöht die Energieverschwendung. In der Folge kann das Körpergewicht abnehmen. Unterschreitet das Körpergewicht einen unteren Grenzwert, schaltet das Gehirn um. Es erhöht den Hunger und reduziert die Energieverschwendung. Daraufhin erhöht der Erdling seine Energiezufuhr und begünstigt den Gewichtsaufbau.

Aufgrund der durchschnittlichen Stabilität im Körpergewichtsverlauf bzw. der permanenten Rückkehr zum Ausgangsgewicht halten die Befürworter der Set-Point-Theorie Hungerkuren für nutzlos.

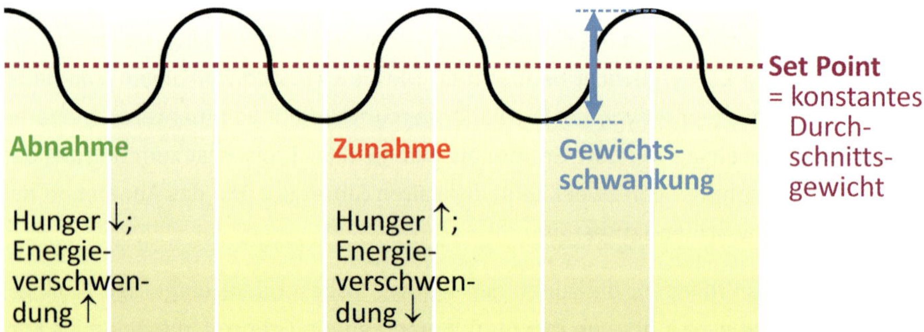

Abbildung 27: Die Set-Point-Theorie. Das Körpergewicht schwankt um einen genetisch festgelegten Mittelwert, der weitestgehend konstant ist. Das Ausbalancieren von Zunahme und Abnahme erfolgt durch die Aktivität des Hunger-Sättigungs-Mechanismusses.

Ganz so einfach scheint es aber nicht zu sein. Denn zahlreiche Beobachtungen kommen zu dem Ergebnis, dass sich das Gewicht der meisten Erdlinge im Verlauf ihres irdischen Daseins erhöht. Von einem fixen Set Point lässt sich daher nicht grundsätzlich sprechen. Aktuelle Darstellungen der Theorie versuchen der Realität gerecht zu werden, indem sie Verschiebungen des Set Points nach oben berücksichtigen.

Die Verschiebung des Set Points auf ein höheres Gewichtsniveau tritt nach einer längeren Zeit überhöhter Energiezufuhr auf. Erinnere dich, dass moppelige Erdlinge stetig ein wenig mehr Energie aufnehmen, als sie tatsächlich benötigen. Manchmal sind es zeitlich begrenzte Abschnitte im Leben, in denen Erdlinge überhöhter Energiezufuhr ausgesetzt sind. Recht häufig berichtet werden Gewichtszuwächse von Erdlingen, die sich vorübergehend in einem Land namens Vereinigte Staaten von Amerika aufhielten.

Die Verminderung des Set Points nach unten erweist sich äußerst schwierig. Set-Point-Theoretiker schließen diesen Weg so gut wie aus. Eine gewisse Bestätigung findet diese Annahme in den vorliegenden Untersuchungen zu den weltweiten Misserfolgen von Hungerkuren. Langfristiges Abnehmen stellt demnach einen kaum zu verwirklichenden Wunsch dar.

Welchen Sinn aber macht es, die Verschiebung des Set Points nach oben zu ermöglichen, während die Absenkung auf ein niedriges Niveau ausscheidet? Die Antwort müsstest du bereits kennen:

Als Hintergrund wird die bestehende Ausrichtung des Stoffwechsels auf das Überleben in Hungerzeiten angeführt. Demnach darf dem Aufbau von Energiespeichern nichts entgegenstehen, sobald dies möglich wird. Die Regelung des Speicheraufbaus ist hervorragend auf dieses Ziel abgestimmt. Das Abnehmen hingegen erzwingt die Natur in nahrungsarmer Zeit automatisch. Eine besondere körpereigene Regelung dafür bedurfte es nie. Der Set Point sinkt und verbleibt nur dann auf einem niedrigeren Niveau, wenn dauerhaft weniger Nahrungsenergie zur Verfügung steht. Da Hungersnöte in den Industriestaaten nicht vorkommen, bleibt das Erzwingen eines niedrigeren Set Points aus.

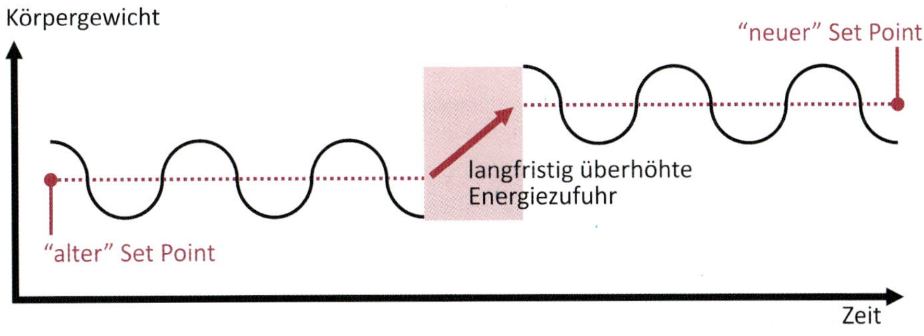

Abbildung 28: Die Verschiebung des Set Points auf ein höheres Niveau. Infolge einer längeren Zeit überhöhter Energiezufuhr pegelt sich der Set Point auf einem neuen, höheren Durchschnittsgewicht ein. Die Senkung des Set Points auf ein niedrigeres Niveau ist indes nur schwer zu erreichen bzw. nicht möglich.

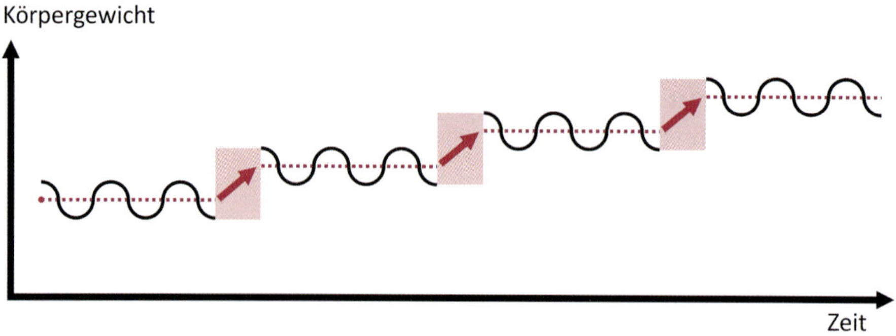

Abbildung 29: Im Laufe der Jahre bzw. Jahrzehnte steigt das Durchschnittsgewicht infolge überhöhter Energiezufuhr immer weiter an. Die Schwankungen um das mittlere Gewicht (den Set Point) finden somit auf einem stetig höheren Gewichtsniveau statt.

Die Set-Point-Theorie folgt einer gewissen Logik, die nachvollziehbar ist. Aber allein der Fakt, dass eine Verschiebung des Set Points durch Überessen nach oben und durch Hungern nach unten möglich ist, widerspricht der eigentlichen Definition der Theorie. Eine das gesamte Leben bestehende Gewichtskonstanz gibt es demnach nicht grundsätzlich. Das weißt du aus eigener Erfahrung am besten. Vielmehr weisen die Beobachtungen darauf hin, dass sich das Körpergewicht immer wieder in Abhängigkeit der Energiezufuhr und darauf einflussnehmender Größen anpasst. Zu diesen Größen gehören unter anderem Aktivitäten der Gene, dein Handeln bzw. dein Lebensstil und die dich umgebenden Umweltbedingungen. Daher wird die Set-Point-Theorie in aktuellen Beschreibungen zur Settling-Point-Theorie abgewandelt, dargestellt. Dernach „siedelt“ (= settling) das Körpergewicht vorübergehend an einem Punkt.

4.17 Art- und gengerecht ernährt

„Wieso muss ausgerechnet ich von diesem Gehirn-Stoffwechsel-Kram betroffen sein? Wie kann es sein, dass andere ohne Nachzudenken, ohne Reue und ohne Folgen einfach das futtern, was ihnen über den Weg läuft?“

Eine Antwort auf diese Fragen ist die der individuellen genetischen Voraussetzungen. Die Ausprägung der Abwehrmechanismen des Gehirns und der biologischen Anpassung liegen zu einem guten Teil in den Genen begründet. Es gibt Erdlinge, bei denen sind die benannten Regulationen kaum nennenswert in ungünstiger Weise ausgeprägt. Der Hunger-Sättigungs-Mechanismus funktioniert prima sowie zu viel aufgenommene Nahrungsenergie wird verheizt und verschwendet. Am anderen Ende der Skala aber befinden sich die moppeligen Supersparer.

Wenn es um das Thema Ernährung und Genetik geht, bleibt auch die Diskussion zur artgerechten Ernährung nicht aus. Inhaltlich geht es darum, eine den Genen der Erdlinge angepasste Ernährungsweise zu praktizieren. Auf diese Weise sollen Übergewicht und Erkrankungen vorgebeugt oder therapiert werden können.

Da die Gene der Erdlinge schon einige tausend Jährchen auf dem Buckel haben, rücken die Ernährungsweisen der Erdlinge Vorfahren ins Zentrum des Interesses. Erinnere dich an Lucy, das urzeitliche Australopithecus-Weibchen oder die Erdlinge aus der Steinzeit, welche die Venusfiguren fertigten. Sie alle haben sich anders verköstigt, als es die Erdlinge heutzutage tun.

Die Genetik der heute lebenden europäischen Erdlinge entspricht ungefähr der Genetik der Steinzeit-Erdlinge von vor 40.000 Jahren. Seitdem hat sich offensichtlich wenig verändert. Vor 40.000 Jahren lebten die Erdlinge als Jäger und Sammler. Das Ende des Lebens in der Steinzeit läutete vor zirka 10.000 Jahren der Ackerbau ein. Im nahen Osten etabliert, breitete sich der Getreideanbau über das östliche bis zum westlichen Europa aus. Zuletzt stellten die Portugiesen die Jagdkeule in die Ecke und begannen vor 2000-3000 Jahren mit dem Ackerbau.

Dadurch änderte sich das Ernährungs- und Bewegungsverhalten der Steinzeit-Erdlinge innerhalb kurzer Zeit. Zu schnell für die Gene, die weiterhin ihren steinzeitlichen Eigenschaften treu blieben. In der Folge schrumpften die Erdlinge, zeigten sich weniger muskulös und erkrankten häufiger. Die Rückkehr zur Steinzeiternährung wird daher mit der Begründung „Iss deinen Genen entsprechend!“ als möglicher Heilsbringer hinsichtlich der heutigen Probleme propagiert.

An sich logisch, haut das Konstrukt mit der Steinzeiternährung leider nicht so recht hin. Selbstverständlich ist es nicht ausgeschlossen, dass steinzeitliche Ernährung helfen kann. Das gilt vor allem dann, wenn die Ernährungsweise der mittel- und nordeuropäischen Steinzeit-Erdlinge angeführt wird. Als kohlenhydratreduzierte und eiweißreiche Kostform ist sie heutzutage effektiv bei der Behandlung von zum Beispiel Typ-2-Diabetes, Fettstoffwechselstörungen und Bluthochdruck anwendbar. Aber die eine, typische und scharf abgrenzbare Steinzeiternährung bzw. artgerechte Ernährung gibt es nicht.

Der heute in Milliarden auftretende Neuzeit-Erdling hat sich im Verlauf von einhunderttausend Jahren über den blauen Planeten verteilt. Wie ich dir berichtete, begann seine Reise in Zentralafrika. Nach Überschreiten des roten Meeres erfolgte nach dem Eintreffen in Vorderasien eine Verzweigung der Wanderrouten. Einige Erdlinge wanderten nach Europa, andere durch Nordasien bis nach Amerika und wieder andere verließen Südostasien in Richtung Australien. Auf ihrem Weg durchkreuzten sie die Klimazonen und wechselnde Vegetationszonen. Steppen, tropischer Regenwald, Wüsten, Gebirge, Feuchtgebiete und ewiges Eis bedingten dabei auch enorme Unterschiede hinsichtlich der Menge und Arten essbarer Pflanzen und Tiere. In den Tropenwäldern gab es reichlich Obst, in den Steppen überwiegend Gräser und weidende Antilopenherden. Im ewigen Eis mussten Fische, Rentiere und Robben gejagt werden. In den Höhenlagen der Anden hingegen verblieben hauptsächlich Knollenpflanzen als Nahrung.

Trotz der massiven Unterschiede in der verfügbaren Nahrung war es dem Erdling möglich, seine Wanderung über die Kontinente unbeschadet fortzusetzen und selbst noch so abgelegene Winkel des blauen Planeten zu besiedeln. Angekommen, vermehrte er sich zu Hauf und gründete Hochkulturen. Denke an die „Erfinder" des Ackerbaus in Mesopotamien, die Pyramiden der Ägypter oder die Tempel der Maya. Die Unterschiede in der Nahrungsverfügbarkeit konnten die Ausbreitung und Entwicklung nicht verhindern. Der Erdling offenbarte sich damit als biologisches und soziales Anpassungswunder, aber nicht als Wesen, das eine ganz bestimmte Nahrungs- und Lebensweise bevorzugen müsse.

Die Frage nach der perfekten artgerechten Ernährung ist anhand der Historie nicht wirklich zu beantworten. Hinzu kommt, dass auch die Umweltbedingungen und die Lebensweise von Region zu Region verschieden waren. Mit heutigen Lebensverhältnissen haben sie nicht viel gemeinsam. Damit artgerechte Ernährung funktionieren kann, müssten auch die Umwelt- und Lebensverhältnisse artgerecht beschaffen sein. Denn Gene und die Umwelt interagieren. Aber das würde dir einiges an Veränderung abverlangen: Möchtest du wieder in eine Höhle ziehen, im Winter stundenlang im Wald nach Essbarem suchen, Rehe ausnehmen, vor Raubtieren fliehen oder mit einem Stock in der Hand Tag für Tag den Waldboden nach Wurzelknollen umpflügen?

Nicht auszuschließen ist eine Anpassung der Gene von Erdlings-Populationen in bestimmten Gebieten und Regionen der Erde. Hier kommt die biologische Auslese ins Spiel. Es ist denkbar, dass nicht alle Erdlinge mit der Nahrung in einer Region zurechtkamen. Die durch Wanderschaft und wechselnde Nahrungsverfügbarkeit erzwungene Ernährungsumstellung verkrafteten nicht alle. Die wenig anpassungsfähigen Erdlinge erkrankten und starben zeitiger. Damit reduzierte sich auch deren Anteil am Genpool der betreffenden Erdlings-Gruppe. Die Anpassungsfähigen hingegen blieben gesund, vermehrten sich und gaben die Gene an ihre Kinder und Kindeskinder weiter. Dadurch wurden auch die Nachkommen befähigt, mit der speziellen Situation in einer Region zurechtkommen zu können. Auf diese Weise könnten sich in den verschiedenen Regionen der Welt genetisch angepasste Erdlings-Gruppen etabliert haben.

Der Theorie der „Fleischfresserauslese“ nach soll dieser Mechanismus eiszeitlich bedingt in Afrika zu Ausleseeffekten beigetragen haben. Mit den sich ausbreitenden Eisschilden kühlte das tropische Afrika vor Millionen Jahren ab. Wärmeliebende tropische Pflanzen verschwanden und weite Grassteppen mit weidenden Tierherden entstanden. Obst und Früchte standen als Nahrung kaum noch zur Verfügung. Die Ur-Erdlinge waren daher gezwungen, Tiere zu erlegen und Fleisch zu verzehren. Ur-Erdlinge, die mit dem Fleischverzehr nicht zurechtkamen, starben. Übrig blieben die, welche sich trotz betontem Fleischverzehr gesund halten und vermehren konnten.

Eventuell liegt es in der biologischen Auslese und der genetischen Anpassung begründet, dass heutige Naturvölker erkranken, wenn sie auf die westliche Ernährungsweise mit Junk Food, verarbeiteten Fetten, viel Weißmehl und Zucker umsteigen. Ein typisches Beispiel dafür stellen die Aborigines in Australien dar. Tauschen sie ihre Jagdgründe im Buschland gegen Betonwohnungen und Supermärkte in den Städten ein, entwickeln sie in Rekordzeit Diabetes.

Die Erkenntnis bezüglich der genetischen Anpassung macht es allerdings auch nicht leichter, die artgerechte Ernährung der Erdlinge zu beschreiben. Denn du müssest wissen, zu welcher Ernährung in welcher Region der Welt deine Gene perfekt passen. Schau doch mal zurück, wie und wo die Generationen in deiner Familie vor hunderten und tausenden Jahren lebten. Solltest du das tatsächlich herausfinden, dann ahme den Lebensstil deiner familiären Vorfahren so gut es geht nach. Ich bezweifele allerdings, dass es dir gelingt.

Noch komplizierter wird es, wenn zwei Erdlinge mit unterschiedlicher traditioneller Ernährung und Lebensweise aus unterschiedlichen Regionen der Welt stammend, Nachkommen zeugen. Eine Zuordnung zu einer Region und Lebensweise ist bei diesen Erdlings-Kindern faktisch nicht möglich. Sollten sie sich wie die Mutter oder wie der Vater ernähren oder eine Mischung der elterlichen Kostformen praktizieren?

Mittlerweile ist auch bekannt, dass sich die Erdlinge hinsichtlich ihrer genetischen Eigenschaften individuell unterscheiden. Auf den ersten Blick sind alle Erdlinge funktionell und anatomisch gleich. Auf den zweiten Blick hingegen bestehen deutliche

Differenzen im Detail. Der Fachbegriff dafür lautet „Gen-Polymorphismus“. Er besagt, dass ein Gen in abgewandelten Formen vorkommen kann. Verschlüsselt dieses Gen zum Beispiel ein Enzym für die Fettverbrennung, kann dieses Enzym von Erdling zu Erdling unterschiedlich gut oder schlecht funktionieren. Dementsprechend verläuft die gesamte Fettverbrennung besser oder schlechter.

Der Einfluss der Gene auf das Gewicht lässt sich wissenschaftlich nachweisen. Das zweifelt niemand an. Vor allem vom Kleinkind- bis zum Jugendalter machen sich die Gene der Eltern bemerkt. Allerdings beträgt der maximale Gewichtszuwachs durch das schlechteste aller schlechten Gene etwas mehr als ein Kilo. Im Durchschnitt aller schlechten Gene sind es zirka vierhundert Gramm. Die Zahlen zeigen, dass die Bezeichnung „schlechte Gene“ relativiert werden muss. Vierhundert Gramm bis ein Kilo Übergewicht sind wahrlich kein Grund, an schlechten Genen zu verzweifeln.

Schlechte Gene als primäre Begründung für Übergewicht anzuführen, gilt für die Mehrheit der Moppel-Erdlinge nicht. Du kannst demnach nicht zwingend eine Verbindung zwischen deinen angeblich schlechten Genen und den bestehenden Gewichtsproblemen herstellen. Lediglich in einer begrenzten Anzahl von Fällen sind genetische Schäden für extreme Gewichtsveränderungen verantwortlich. Die Betroffenen können lockere fünfzehn bis dreißig Kilo mehr als normal auf die Waage bringen.

Mit dem Alter scheint der Einfluss der Gene auf das Körpergewicht nachzulassen. Das Handeln der Erdlinge und die Umweltbedingungen erweisen sich mit den Jahren zunehmend als Haupteinflussgrößen. Das erklärt sich wie folgt:

Nicht alle Gene in den Erbanlagen sind aktiv. Die Aktivität der Gene kann sich im Laufe des Lebens verändern. Es kann durchaus sein, dass dickmachende Gene in den Erbanlagen eines Erdlings vorhanden sind, diese aber tief und fest schlafen. Sie beteiligen sich nicht an den fiesen Machenschaften im Stoffwechsel. So darf der theoretische Moppel glücklicherweise mit schlanker Erscheinung durchs Leben tanzen. Das Gleiche funktioniert auch anders herum. So können Turbofettverbrenner-Gene stillgelegt werden. Auf diese Weise neigt selbst ein genetisch perfekter Fettverbrennertyp auf den Spuren eines praktizierenden Fettspar- und Speichertyps zu wandeln.

Allein das Vorhandensein von Genen in den Zellen sagt nichts über deren Aktivität aus. Beeinflusst wird die Aktivität durch „Gen-Schalter“. Sie können die Gene je nach Bedarf und Situation an- oder ausknipsen. Die Schalter wiederum interagieren mit der Umwelt. Das heißt, verschiedenste Einflussgrößen aus dem gesamten Umfeld eines Erdlings bestimmen mit, ob ein Gen-Schalter auf „Ein“ oder „Aus“ gestellt wird. Erdlings-Forscher sprechen diesbezüglich von der so genannten „Epigenetik“

Eine der Einflussgrößen auf die Schalterstellung ist dein persönliches Verhalten, dass du in Abhängigkeit deiner Umweltbedingungen an den Tag legst. Mittlerweile sind einige Beziehungen zwischen dem Verhalten bzw. der Umwelt eines Erdlings, der Stellung seiner Gen-Schalter und der Aktivität seiner Gene erforscht worden. Das Faszinierende ist die Entdeckung, dass sich ein Erdling bei günstiger Schalterstellung über den Befehl seiner Gene „So musst du aussehen und so musst du funktionieren!“ hinwegsetzen kann.

Schlechte Gene an sich gibt es demnach nicht. Erst ungünstige Umweltbedingungen lassen bestimmte Gene negativ auf den Körper wirken. Bettest du deine angeblich schlechten Gene sanft in einer geeigneten Umwelt, passiert dir nichts.

Sehr schön zeigen konnte diesen Zusammenhang die Wirtschaftskrise auf einer Insel, die ihr Erdlinge Cuba nennt. Die Krise begann im Jahr 1989 und zog sich bis zur Jahrtausendwende hin. Benzin war teuer oder überhaupt nicht erhältlich. Anstelle Auto und Bus zu nutzen, mussten die Wege mit dem Fahrrad oder zu Fuß erledigt werden. Auch Lebensmittel waren knapp. Viele Cubaner blieben hungrig. Im Ergebnis ging die Anzahl moppeliger Erdlinge, die zudem an Diabetes und Herzerkrankungen litten, massiv zurück.

Welche Gene die Erdlinge hatten, war dabei vollkommen wurscht. Denn auch die Adipositas-, Diabetes und Herzinfarktgene konnten sich nicht ungesund bemerkt machen, wenn dickmachendes Essen nicht verfügbar war und sich täglich viel bewegt werden musste.

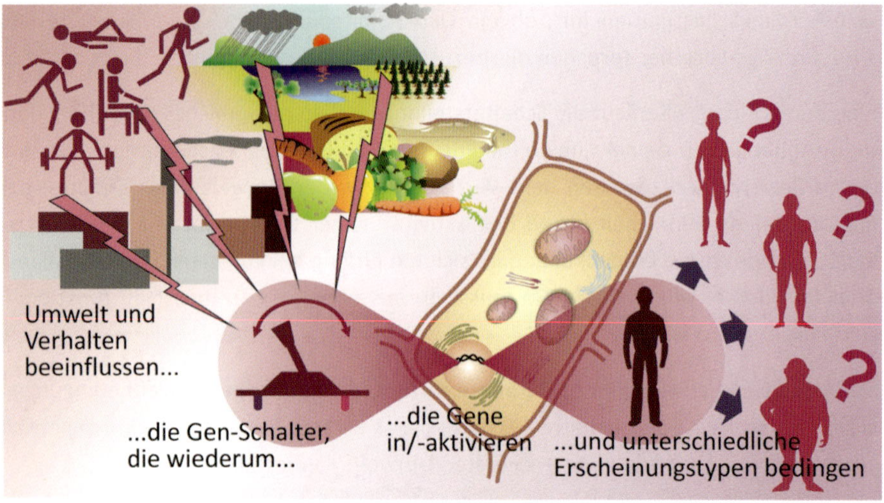

Abbildung 30: Gene und deren „Schalter“ interagieren mit der Umwelt. Dabei nehmen die Schalter Einfluss darauf, welche Gene „ein“- oder „ausgeschaltet“ werden. Auf diese Weise kann ein Erdling ein anderes Erscheinungsbild ausprägen, als es seine Genetik erwarten lässt. Ein Erdling zum Beispiel mit der genetischen Eigenschaft „dünn“ kann daher im Aussehen „dick“ sein.

Die Erklärung zeigt: Dich mit allen anderen Erdlingen über einen Kamm zu scheren, funktioniert nicht. Deine Genetik und Epigenetik müsste im Rahmen der Körpergewichtsoptimierung mit bestimmten Umweltbedingungen und deinem Verhalten in Einklang gebracht werden. Welche Umweltbedignungen die für dich geeigneten sind, kann dir niemand im Detail sagen. So weit ist die Wissenschaft auf dem blauen Planeten noch nicht. Genauso müsstest du deine individuelle artgerechte Ernährung selbst finden.

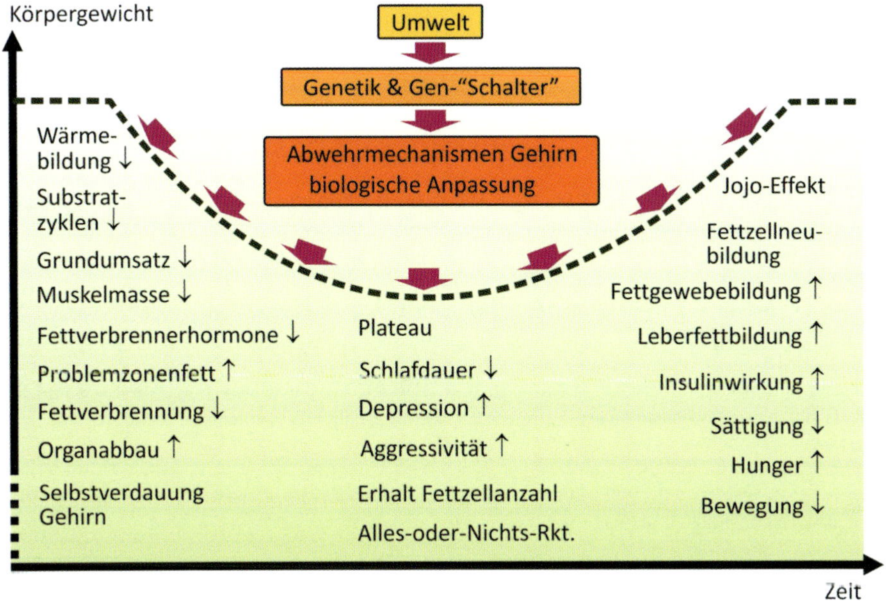

Abbildung 31: In der Abbildung sind unterhalb der Gewichtsverlaufskurve die Abwehrmechanismen des Gehirns und die Effekte der biologischen Anpassung aufgelistet. Sie alle habe ich in meinem Büchlein in den entsprechenden Kapiteln beschrieben. Wie stark die Effekte im Einzelnen und in der Gesamtheit wirken, ist von den Genen, den Genschaltern und ihrer Beeinflussung durch die Umwelt abhängig. Die Intensität, mit welcher die in der Abbildung aufgelisteten Größen auf das Abnehmen einwirken, kann dabei von Erdling zu Erdling stark verschieden sein. Das berücksichtigt auch, dass bestimmte ungünstige Effekte gar nicht auftreten müssen. Darauf beruht die Beobachtung, warum manche Erdlinge rasch und problemlos abnehmen, andere hingegen kaum bzw. nicht vorankommen. Das Fazit: Alles ist möglich – im Guten wie im Schlechten!

Literatur Kapitel 4

Kapitel 4 - Einleitung

Dhurandhar, E.J., Kaiser, K.A., Dawson, J.A., Alcorn, A.S., Keating, K.D. & Allison, D.B. (2014). Predicting adult weight change in the real world: a systematic review and meta-analysis accounting for compensatory changes in energy intake or expenditure. *Int J Obes (Lond).* doi: 10.1038/ijo.2014.184.

Kapitel 4.1

Chaput, J.P., Doucet, E. & Tremblay, A. (2012). Obesity: a disease or a biological adaptation? An update. *Obes Rev, 13*(8), 681-91.

Heymsfield, S.B., Harp, J.B., Reitman, M.L., Beetsch, J.W., Schoeller, D.A., Erondu, N. & Pietrobelli, A. (2007). Why do obese patients not lose more weight when treated with low-calorie diets? A mechanistic perspective. *Am J Clin Nutr, 85*(2), 346-54.

Leibel, R.L., Rosenbaum, M. & Hirsch, J. (1995). Changes in energy expenditure resulting from altered body weight. *N Engl J Med, 332*(10), 621-8.

Prentice, A.M., Black, A.E., Coward, W.A., Davies, H.L., Goldberg, G.R., Murgatroyd, P.R., Ashford, J., Sawyer, M. & Whitehead, R.G. (1986). High levels of energy expenditure in obese women. *Br Med J (Clin Res Ed), 292*(6526), 983-7.

Sanguanrungsirikul, S., Somboonwong, J., Nakhnahup, C. & Pruksananonda, C. (2001). Energy expenditure and physical activity of obese and non-obese Thai children. *J Med Assoc Thai, 84* Suppl 1, S314-20.

Schwartz, A., Kuk, J.L., Lamothe, G. & Doucet, E. (2012). Greater than predicted decrease in resting energy expenditure and weight loss: results from a systematic review. *Obesity (Silver Spring), 20*(11), 2307-10.

Kapitel 4.2

Chaput, J.P., Doucet, E. & Tremblay, A. (2012). Obesity: a disease or a biological adaptation? An update. *Obes Rev, 13*(8), 681-91.

Ebbeling, C.B., Swain, J.F., Feldman, H.A., Wong, W.W., Hachey, D.L., Garcia-Lago, E. & Ludwig, D.S. (2012). Effects of dietary composition on energy expenditure during weight-loss maintenance. *JAMA, 307*(24), 2627-34.

Garrow, J.S. & Webster, J.D. (1989). Effects on weight and metabolic rate of obese women of a 3.4 MJ (800 kcal) diet. *Lancet, 1*(8652), 1429-31.

Knuth, N.D., Johannsen, D.L., Tamboli, R.A., Marks-Shulman, P.A., Huizenga, R., Chen, K.Y., Abumrad, N.N., Ravussin, E. & Hall, K.D. (2014). Metabolic adaptation following massive weight loss is related to the degree of energy imbalance and changes in circulating leptin. *Obesity (Silver Spring), 22*(12):2563-2569.

Leibel, R.L. & Hirsch, J. (1984). Diminished energy requirements in reduced-obese patients. *Metabolism, 33*(2), 164-70.

Rosenbaum, M., Hirsch, J., Gallagher, D.A. & Leibel, R.L. (2008). Long-term persistence of adaptive thermogenesis in subjects who have maintained a reduced body weight. *Am J Clin Nutr, 88*(4), 906-12.

Shah, M., Miller, D.S. & Geissler, C.A. (1988). Lower metabolic rates of post-obese versus lean women: thermogenesis, basal metabolic rate and genetics. *Eur J Clin Nutr, 42*(9), 741-52.

Kapitel 4.3

Eston, R.G., Shephard, S., Kreitzman, S., Coxon, A., Brodie, D.A., Lamb, K.L. & Baltzopoulos, V. (1992). Effect of very low calorie diet on body composition and exercise response in sedentary women. *Eur J Appl Physiol Occup Physiol, 65*(5), 452-8.

Friedman, J.E., Neufer, P.D. & Dohm, G.L. (1991). Regulation of glycogen resynthesis following exercise. Dietary considerations. *Sports Med, 11*(4), 232-43.

Holloszy, J.O., Kohrt, W.M. & Hansen, P.A. (1998). The regulation of carbohydrate and fat metabolism during and after exercise. *Front Biosci, 3*, D1011-27.

Kreitzman, S.N. (1992). Factors influencing body composition during very-low-calorie diets. *Am J Clin Nutr, 56*(1 Suppl), 217S-223S.

Kreitzman, S.N., Coxon, A.Y. & Szaz, K.F. (1992). Glycogen storage: illusions of easy weight loss, excessive weight regain, and distortions in estimates of body composition. *Am J Clin Nutr, 56*(1 Suppl), 292S-293S.

Krotkiewski, M., Landin, K., Mellström, D. & Tölli J. (2000). Loss of total body potassium during rapid weight loss does not depend on the decrease of potassium concentration in muscles. Different methods to evaluate body composition during a low energy diet. *Int J Obes Relat Metab Disord, 24*(1), 101-7.

Siervo, M., Faber, P., Gibney, E.R., Lobley, G.E., Elia, M., Stubbs, R.J. & Johnstone, A.M. (2010). Use of the cellular model of body composition to describe changes in body water compartments after total fasting, very low calorie diet and low calorie diet in obese men. *Int J Obes (Lond), 34*(5), 908-18.

Kapitel 4.4

Bopp, M.J., Houston, D.K., Lenchik, L., Easter, L., Kritchevsky, S.B. & Nicklas, B.J. (2008). Lean mass loss is associated with low protein intake during dietary-induced weight loss in postmenopausal women. *J Am Diet Assoc, 108*(7), 1216-20.

Bosy-Westphal, A., Kossel, E., Goele, K., Later, W., Hitze, B., Settler, U., Heller, M., Glüer, C.C., Heymsfield, S.B. & Müller, M.J. (2009). Contribution of individual organ mass loss to weight loss-associated decline in resting energy expenditure. *Am J Clin Nutr, 90*(4), 993-1001.

Burgess, N.S. (1991). Effect of a very-low-calorie diet on body composition and resting metabolic rate in obese men and women. *J Am Diet Assoc, 91*(4), 430-4.

Carbone, J.W., McClung, J.P. & Pasiakos, S.M. (2012). Skeletal Muscle Responses to Negative Energy Balance: Effects of Dietary Protein. *Adv Nutr, 3,* 119–126.

Chomentowski, P., Dubé, J.J., Amati, F., Stefanovic-Racic, M., Zhu, S., Toledo, F.G. & Goodpaster, B.H. (2009). Moderate exercise attenuates the loss of skeletal muscle mass that occurs with intentional caloric restriction-induced weight loss in older, overweight to obese adults. *J Gerontol A Biol Sci Med Sci, 64*(5), 575-80.

Eston, R.G., Shephard, S., Kreitzman, S., Coxon, A., Brodie, D.A., Lamb, K.L. & Baltzopoulos, V. (1992). Effect of very low calorie diet on body composition and exercise response in sedentary women. *Eur J Appl Physiol Occup Physiol, 65*(5), 452-8.

Foster, G.D., Wadden, T.A., Feurer, I.D., Jennings, A.S., Stunkard, A.J., Crosby, L.O., Ship, J. & Mullen, J.L. (1990). Controlled trial of the metabolic effects of a very-low-calorie diet: short- and long-term effects. *Am J Clin Nutr, 51*(2), 167-72.

Heymsfield, S.B., Gonzalez, M.C., Shen, W., Redman, L. & Thomas, D. (2014). Weight loss composition is one-fourth fat-free mass: a critical review and critique of this widely cited rule. *Obes Rev, 15*(4), 310-21.

Josse, A.R., Atkinson, S.A., Tarnopolsky, M.A. & Phillips, S.M. (2011). Increased consumption of dairy foods and protein during diet- and exercise-induced weight loss promotes fat mass loss and lean mass gain in overweight and obese premenopausal women. *J Nutr, 141*(9), 1626-34.

Krotkiewski, M., Landin, K., Mellström, D. & Tölli J. (2000). Loss of total body potassium during rapid weight loss does not depend on the decrease of potassium concentration in muscles. Different methods to evaluate body composition during a low energy diet. *Int J Obes Relat Metab Disord, 24*(1), 101-7.

Mettler, S., Mitchell, N. & Tipton, K.D. (2010). Increased protein intake reduces lean body mass loss during weight loss in athletes. *Med Sci Sports Exerc, 42*(2), 326-37.

Morgan, W.D., Ryde, S.J., Birks, J.L., Thomas, D.W. & Kreitzman, S.N. (1992). Changes in total body nitrogen during weight reduction by very-low-calorie diets. *Am J Clin Nutr, 56*(1 Suppl), 262S-264S.

Nandi, J., Meguid, M.M., Inui, A., Xu, Y., Makarenko, I.G., Tada, T. & Chen, C. (2002). Central mechanisms involved with catabolism. *Curr Opin Clin Nutr Metab Care, 5*(4), 407-18.

Nelson, K.M., Weinsier, R.L., Long, C.L. & Schutz, Y. (1992). Prediction of resting energy expenditure from fat-free mass and fat mass. *Am J Clin Nutr, 56*(5), 848-56.

Nicklas, B.J., Wang, X., You, T., Lyles, M.F., Demons, J., Easter, L., Berry, M.J., Lenchik, L. & Carr, J.J. (2009). Effect of exercise intensity on abdominal fat loss during calorie restriction in overweight and obese post-menopausal women: a randomized, controlled trial. *Am J Clin Nutr, 89*(4):1043-52.

Pasiakos, S.M., Cao, J.J., Margolis, L.M., Sauter, E.R., Whigham, L.D., McClung, J.P., Rood, J.C., Carbone, J.W., Combs, G.F. Jr & Young, A.J. (2013). Effects of high-protein diets on fat-free mass and muscle protein synthesis following weight loss: a randomized controlled trial. *FASEB J, 27*(9), 3837-47.

Keim, N.L., Barbieri, T.F., Van Loan, M.D. & Anderson, B.L. (1990). Energy expenditure and physical performance in overweight women: response to training with and without caloric restriction. *Metabolism, 39*(6):651-8.

Kohlstadt, I. (2008). Safeguarding Muscle During Weight Reduction. *Medscape J Med, 10*(8), 199.

Villareal, D.T., Smith, G.I., Shah, K. & Mittendorfer, B. (2012). Effect of weight loss on the rate of muscle protein synthesis during fasted and fed conditions in obese older adults. *Obesity (Silver Spring), 20*(9), 1780-6.

Kapitel 4.5

Atlantis, E., Barnes, E.H. & Singh, M.A. (2006). Efficacy of exercise for treating overweight in children and adolescents: a systematic review. *Int J Obes (Lond), 30*(7), 1027-40.

Bonomi, A.G., Soenen, S., Goris, A.H. & Westerterp, K.R. (2013). Weight-loss induced changes in physical activity and activity energy expenditure in overweight and obese subjects before and after energy restriction. *PLoS One, 8*(3), e59641.

Curioni, C.C. & Lourenço, P.M. (2005). Long-term weight loss after diet and exercise: a systematic review. *Int J Obes (Lond), 29*(10), 1168-74.

Doucet, E., Imbeault, P., St-Pierre, S., Alméras, N., Mauriège, P., Després, J.P., Bouchard, C. & Tremblay, A. (2003). Greater than predicted decrease in energy expenditure during exercise after body weight loss in obese men. *Clin Sci (Lond), 105*(1), 89-95.

Foster, G.D., Wadden, T.A., Kendrick, Z.V., Letizia, K.A., Lander, D.P. & Conill, A.M. (1995). The energy cost of walking before and after significant weight loss. *Med Sci Sports Exerc, 27*(6), 888-94.

Goldsmith, R., Joanisse, D.R., Gallagher, D., Pavlovich, K., Shamoon, E., Leibel, R.L. & Rosenbaum, M. (2010). Effects of experimental weight perturbation on skeletal muscle work efficiency, fuel utilization, and biochemistry in human subjects. *Am J Physiol Regul Integr Comp Physiol, 298*(1), R79-88.

Martin, C.K., Heilbronn, L.K., de Jonge, L., DeLany, J.P., Volaufova, J., Anton, S.D., Redman, L.M., Smith, S.R. & Ravussin, E. (2007). Effect of calorie restriction on resting metabolic rate and spontaneous physical activity. *Obesity (Silver Spring), 15*(12), 2964-73.

Ismail, I., Keating, S.E., Baker, M.K. & Johnson, N.A. (2012). A systematic review and meta-analysis of the effect of aerobic vs. resistance exercise training on visceral fat. *Obes Rev, 13*(1), 68-91.

Thorogood, A., Mottillo, S., Shimony, A., Filion, K.B., Joseph, L., Genest, J., Pilote, L., Poirier, P., Schiffrin, E.L. & Eisenberg, M.J. (2011). Isolated aerobic exercise and weight loss: a systematic review and meta-analysis of randomized controlled trials. *Am J Med, 124*(8), 747-55.

Wang, X., Lyles, M.F., You, T., Berry, M.J., Rejeski, W.J. & Nicklas, B.J. (2008). Weight regain is related to decreases in physical activity during weight loss. *Med Sci Sports Exerc, 40*(10), 1781-8.

Kapitel 4.6

Boutcher, S.H. & Dunn, S.L. (2009). Factors that may impede the weight loss response to exercise-based interventions. *Obes Rev, 10*(6), 671-80.

Cox, G.R., Clark, S.A., Cox, A.J., Halson, S.L., Hargreaves, M., Hawley, J.A., Jeacocke, N., Snow, R.J., Yeo, W.K. & Burke, L.M. (2010). Daily training with high carbohydrate availability increases exogenous carbohydrate oxidation during endurance cycling. *J Appl Physiol, 109*(1), 126-34.

Hopkins, M., Jeukendrup, A., King, N.A. & Blundell, J.E. (2011). The relationship between substrate metabolism, exercise and appetite control: does glycogen availability influence the motivation to eat, energy intake or food choice? *Sports Med, 41*(6), 507-21.

Johannsen, D.L., Knuth, N.D., Huizenga, R., Rood, J.C., Ravussin, E. & Hall, K.D. (2012). Metabolic slowing with massive weight loss despite preservation of fat-free mass. *J Clin Endocrinol Metab, 97*(7), 2489-96.

King, N.A., Horner, K., Hills, A.P., Byrne, N.M., Wood, R.E., Bryant, E., Caudwell, P., Finlayson, G., Gibbons, C., Hopkins, M., Martins, C. & Blundell, J.E. (2012). Exercise, appetite and weight management: understanding the compensatory responses in eating behaviour and how they contribute to variability in exercise-induced weight loss. *Br J Sports Med, 46*(5), 315-22.

Perry, C.G., Heigenhauser, G.J., Bonen, A. & Spriet, L,L. (2008). High-intensity aerobic interval training increases fat and carbohydrate metabolic capacities in human skeletal muscle. *Appl Physiol Nutr Metab, 33*(6), 1112-23.

Ryan, A.S., Katzel, L.I., Prior, S.J., McLenithan, J.C., Goldberg, A.P. & Ortmeyer, H.K. (2014). Aerobic exercise plus weight loss improves insulin sensitivity and increases skeletal muscle glycogen synthase activity in older men. *J Gerontol A Biol Sci Med Sci, 69*(7), 790-8.

Thomas, D.M., Bouchard, C., Church, T., Slentz, C., Kraus, W.E., Redman, L.M., Martin, C.K., Silva, A.M., Vossen, M., Westerterp, K. & Heymsfield, S.B. (2012). Why do individuals not lose more weight from an exercise intervention at a defined dose? An energy balance analysis. *Obes Rev, 13*(10), 835-47.

Kapitel 4.7

Ernsberger, P., Koletsky, R.J., Kilani, A., Viswan, G. & Bedol, D. (1998). Effects of weight cycling on urinary catecholamines: sympathoadrenal role in refeeding hypertension. *J Hypertens, 16*(12 Pt 2), 2001-5.

Grossman, E., Eshkol, A. & Rosenthal, T. (1985). Diet and weight loss: their effect on norepinephrine renin and aldosterone levels. *Int J Obes, 9*(2), 107-14.

Hoffer, L.J., Beitins, I.Z., Kyung, N.H. & Bistrian, B.R. (1986). Effects of severe dietary restriction on male reproductive hormones. *J Clin Endocrinol Metab, 62*(2), 288-92.

Holloszy, J.O. & Fontana, L. (2007). Caloric restriction in humans. *Exp Gerontol, 42*(8), 709-12.

Klibanski, A., Beitins, I.Z., Badger, T., Little, R. & McArthur, J.W. (1981). Reproductive function during fasting in men. *J Clin Endocrinol Metab, 53*(2), 258-63.

Mäestu, J., Eliakim, A., Jürimäe, J., Valter, I. & Jürimäe, T. (2010). Anabolic and catabolic hormones and energy balance of the male bodybuilders during the preparation for the competition. *J Strength Cond Res, 24*(4), 1074-81.

Reinehr, T. & Andler, W. (2002). Thyroid hormones before and after weight loss in obesity. *Arch Dis Child, 87*(4):320-3.

Rosenbaum, M., Hirsch, J., Murphy, E. & Leibel, R.L. (2000). Effects of changes in body weight on carbohydrate metabolism, catecholamine excretion, and thyroid function. *Am J Clin Nutr, 71*(6), 1421-32.

Weiss, E.P., Villareal, D.T., Racette, S.B., Steger-May, K., Premachandra, B.N., Klein, S. & Fontana, L. (2008). Caloric restriction but not exercise-induced reductions in fat mass decrease plasma triiodothyronine concentrations: a randomized controlled trial. *Rejuvenation Res, 11*(3), 605-9.

Kapitel 4.8

Sumithran, P. & Proietto, J. (2013). The defence of body weight: a physiological basis for weight regain after weight loss. *Clin Sci (Lond), 124*(4), 231-41.

Kapitel 4.9

Chaput, J.P., Doucet, E. & Tremblay, A. (2012). Obesity: a disease or a biological adaptation? An update. *Obes Rev, 13*(8), 681-91.

Collin, A., Cassy, S., Buyse, J., Decuypere, E. & Damon, M. (2005). Potential involvement of mammalian and avian uncoupling proteins in the thermogenic effect of thyroid hormones. *Domest Anim Endocrinol, 29*(1), 78-87.

Doucet, E., St-Pierre, S., Alméras, N., Després, J.P., Bouchard, C. & Tremblay, A. (2001). Evidence for the existence of adaptive thermogenesis during weight loss. *Br J Nutr, 85*(6), 715-23.

Goele, K., Bosy-Westphal, A., Rumcker, B., Lagerpusch, M. & Muller, M.J. (2009). Influence of changes in body composition and adaptive thermogenesis on the difference between measured and predicted weight loss in obese women. *Obes Facts, 2*(2), 105-9.

Heymsfield, S.B., Casper, K., Hearn, J. & Guy, D. (1989). Rate of weight loss during underfeeding: relation to level of physical activity. *Metabolism, 38*(3), 215-23.

Mullur, R., Liu, Y.Y. & Brent, G.A. (2014). Thyroid hormone regulation of metabolism. *Physiol Rev, 94*(2), 355-82.

Newsholme, E.A., Crabtree, B., Higgins, S.J., Thornton, S.D. & Start, C. (1972). The activities of fructose diphosphatase in flight muscles from the bumble-bee and the role of this enzyme in heat generation. *Biochem J, 128*(1), 89-97.

Tremblay, A. & Chaput, J.P. (2009). Adaptive reduction in thermogenesis and resistance to lose fat in obese men. Br J Nutr, 102(4), 488-92.

Yehuda-Shnaidman, E., Kalderon, B. & Bar-Tana, J. (2014). Thyroid hormone, thyromimetics, and metabolic efficiency. *Endocr Rev, 35*(1):35-58.

Kapitel 4.10

Cioffi, F., Senese, R., Lanni, A. & Goglia, F. (2013). Thyroid hormones and mitochondria: with a brief look at derivatives and analogues. *Mol Cell Endocrinol, 379*(1-2), 51-61.

Collin, A., Cassy, S., Buyse, J., Decuypere, E. & Damon, M. (2005). Potential involvement of mammalian and avian uncoupling proteins in the thermogenic effect of thyroid hormones. *Domest Anim Endocrinol, 29*(1), 78-87.

Goglia, F., Silvestri, E. & Lanni, A. (2002). Thyroid hormones and mitochondria. *Biosci Rep, 22*(1):17-32.

Scheller, K. & Sekeris, C.E. (2003). The effects of steroid hormones on the transcription of genes encoding enzymes of oxidative phosphorylation. *Exp Physiol, 88*(1):129-40.

Ukkola, O., Tremblay, A., Sun, G., Chagnon, Y.C. & Bouchard, C. (2001). Genetic variation at the uncoupling protein 1, 2 and 3 loci and the response to long-term overfeeding. *Eur J Clin Nutr, 55*(11), 1008-15.

Weitzel, J.M. & Iwen, K.A. (2011). Coordination of mitochondrial biogenesis by thyroid hormone. *Mol Cell Endocrinol, 342*(1-2), 1-7.

Kapitel 4.11

Kempen, K.P., Saris, W.H. & Westerterp, K.R. (1995). Energy balance during an 8-wk energy-restricted diet with and without exercise in obese women. *Am J Clin Nutr, 62*(4), 722-9.

King, N.A., Caudwell, P., Hopkins, M., Byrne, N.M., Colley, R., Hills, A.P., Stubbs, J.R. & Blundell, J.E. (2007). Metabolic and behavioral compensatory responses to exercise interventions: barriers to weight loss. *Obesity (Silver Spring), 15*(6), 1373-83.

Kriemler, S., Hebestreit, H., Mikami, S., Bar-Or, T., Ayub, B.V. & Bar-Or, O. (1999). Impact of a single exercise bout on energy expenditure and spontaneous physical activity of obese boys. *Pediatr Res, 46*(1):40-4.

Martin, C.K., Das, S.K., Lindblad, L., Racette, S.B., McCrory, M.A., Weiss, E.P., Delany, J.P., Kraus, W.E. & CALERIE Study Team. (2011). Effect of calorie restriction on the free-living physical activity levels of nonobese humans: results of three randomized trials. *J Appl Physiol (1985), 110*(4), 956-63.

Redman, L.M., Heilbronn, L.K., Martin, C.K., de Jonge, L., Williamson, D.A., Delany, J.P., Ravussin, E. & Pennington CALERIE Team. (2009). Metabolic and behavioral compensations in response to caloric restriction: implications for the maintenance of weight loss. *PLoS One, 4*(2), e4377.

Weyer, C., Walford, R.L., Harper, I.T., Milner, M., MacCallum, T., Tataranni, P.A. & Ravussin, E. (2000). Energy metabolism after 2 y of energy restriction: the biosphere 2 experiment. *Am J Clin Nutr, 72*(4), 946-53.

Kapitel 4.12

Cameron JD, Goldfield GS, Cyr MJ, Doucet E. (2008). The effects of prolonged caloric restriction leading to weight-loss on food hedonics and reinforcement. *Physiol Behav, 94*(3), 474-80.

Chaput, J.P., Doucet, E. & Tremblay, A. (2012). Obesity: a disease or a biological adaptation? An update. *Obes Rev, 13*(8), 681-91.

Cornier, M.A. (2011). Is your brain to blame for weight regain? *Physiol Behav, 104*(4), 608-12.

Doucet, E., Imbeault, P., St-Pierre, S., Alméras, N., Mauriège, P., Richard, D. & Tremblay, A. (2000). Appetite after weight loss by energy restriction and a low-fat diet-exercise follow-up. *Int J Obes Relat Metab Disord, 24*(7), 906-14.

Gilbert, J.A., Drapeau, V., Astrup, A. & Tremblay, A. (2009). Relationship between diet-induced changes in body fat and appetite sensations in women. *Appetite, 52*(3), 809-12.

King, N.A., Hester, J. & Gately, P.J. (2007). The effect of a medium-term activity- and diet-induced energy deficit on subjective appetite sensations in obese children. *Int J Obes (Lond), 31*(2), 334-9.

Mars, M., de Graaf, C., de Groot, C.P., van Rossum, C.T. & Kok, F.J. (2006). Fasting leptin and appetite responses induced by a 4-day 65%-energy-restricted diet. *Int J Obes (Lond), 30*(1), 122-8.

Rodríguez-Rodríguez, E., Aparicio, A., Bermejo, L.M., López-Sobaler, A.M. & Ortega, R.M. (2009). Changes in the sensation of hunger and well-being before and after meals in overweight/obese women following two types of hypoenergetic diet. *Public Health Nutr, 12*(1), 44-50.

Sumithran, P., Prendergast, L.A., Delbridge, E., Purcell, K., Shulkes, A., Kriketos, A. & Proietto, J. (2011). Long-term persistence of hormonal adaptations to weight loss. *N Engl J Med, 365*(17):1597-604.

Kapitel 4.13

Chong, M.F., Hodson, L., Bickerton, A.S., Roberts, R., Neville, M., Karpe, F., Frayn, K.N. & Fielding, B.A. (2008). Parallel activation of de novo lipogenesis and stearoyl-CoA desaturase activity after 3 d of high-carbohydrate feeding. *Am J Clin Nutr, 87*(4), 817-23.

Keys, A., Brozek, J., Henschel, A., Mickelsen, O. & Taylor, H.L. (1950). *The Biology of Human Starvation*. University of Minnesota Press: Minneapolis, MN.

Koo, S.H. (2013). Nonalcoholic fatty liver disease: molecular mechanisms for the hepatic steatosis. *Clin Mol Hepatol, 19*(3), 210-5.

Lagerpusch, M., Enderle, J., Eggeling, B., Braun, W., Johannsen, M., Pape, D., Müller, M.J. & Bosy-Westphal, A. (2013). Carbohydrate quality and quantity affect glucose and lipid metabolism during weight regain in healthy men. *J Nutr, 143*(10), 1593-601.

Maclean, P.S., Bergouignan, A., Cornier, M.A. & Jackman, M.R. (2011). Biology's response to dieting: the impetus for weight regain. *Am J Physiol Regul Integr Comp Physiol, 301*(3), R581-600.

Neuschwander-Tetri, B.A. (2013). Carbohydrate intake and nonalcoholic fatty liver disease. *Curr Opin Clin Nutr Metab Care, 16*(4), 446-52.

Perry, R.J., Samuel, V.T., Petersen, K.F. & Shulman, G.I. (2014). The role of hepatic lipids in hepatic insulin resistance and type 2 diabetes. *Nature, 510*(7503), 84-91.

Kapitel 4.14

Astrup, A., Buemann, B., Christensen, N.J. & Toubro, S. (1994). Failure to increase lipid oxidation in response to increasing dietary fat content in formerly obese women. *Am J Physiol, 266*(4 Pt 1), E592-9.

Larson, D.E., Ferraro, R.T., Robertson, D.S. & Ravussin, E. (1995). Energy metabolism in weight-stable postobese individuals. *Am J Clin Nutr, 62*(4), 735-9.

Maclean, P.S., Bergouignan, A., Cornier, M.A. & Jackman, M.R. (2011). Biology's response to dieting: the impetus for weight regain. *Am J Physiol Regul Integr Comp Physiol, 301*(3), R581-600.

MacLean, P.S., Higgins, J.A., Johnson, G.C., Fleming-Elder, B.K., Peters, J.C. & Hill, J.O. (2004). Metabolic adjustments with the development, treatment, and recurrence of obesity in obesity-prone rats. Am J *Physiol Regul Integr Comp Physiol, 287*(2), R288-97.

Seidell, J.C., Muller, D.C., Sorkin, J.D. & Andres, R. (1992). Fasting respiratory exchange ratio and resting metabolic rate as predictors of weight gain: the Baltimore Longitudinal Study on Aging. *Int J Obes Relat Metab Disord, 16*(9), 667-74.

Zurlo, F., Lillioja, S., Esposito-Del Puente, A., Nyomba, B.L., Raz, I., Saad, M.F., Swinburn, B.A., Knowler, W.C., Bogardus, C. & Ravussin, E. (1990). Low ratio of fat to carbohydrate oxidation as predictor of weight gain: study of 24-h RQ. *Am J Physiol, 259*(5 Pt 1), E650-7.

Kapitel 4.15

Beavers, K.M., Lyles, M.F., Davis, C.C., Wang, X., Beavers, D.P. & Nicklas, B.J. (2011). Is lost lean mass from intentional weight loss recovered during weight regain in postmenopausal women? *Am J Clin Nutr, 94*(3):767-74.

Byrne, N.M., Weinsier, R.L., Hunter, G.R., Desmond, R., Patterson, M.A., Darnell, B.E. & Zuckerman, P.A. (2003). Influence of distribution of lean body mass on resting metabolic rate after weight loss and weight regain: comparison of responses in white and black women. *Am J Clin Nutr, 77*(6), 1368-73.

Chaput, J.P., Drapeau, V., Hetherington, M., Lemieux, S., Provencher., V & Tremblay, A. (2007). Psychobiological effects observed in obese men experiencing body weight loss plateau. *Depress Anxiety, 24*(7), 518-21.

Dulloo, A.G. (1997). Human pattern of food intake and fuel-partitioning during weight recovery after starvation: a theory of autoregulation of body composition. *Proc Nutr Soc, 56*(1A), 25-40.

Dulloo, A.G., Jacquet, J. & Montani, J.P. (2012). How dieting makes some fatter: from a perspective of human body composition autoregulation. *Proc Nutr, 71*(3), 379-89.

Lee, J.S., Visser, M., Tylavsky, F.A., Kritchevsky, S.B., Schwartz, A.V., Sahyoun, N., Harris, T.B. & Newman, A.B. (2010). Health ABC Study. Weight loss and regain and effects on body composition: the Health, Aging, and Body Composition Study. *J Gerontol A Biol Sci Med Sci, 65*(1), 78-83.

Prentice, A.M., Jebb, S.A., Goldberg, G.R., Coward, W.A., Murgatroyd, P.R., Poppitt, S.D. & Cole, T.J. (1992). Effects of weight cycling on body composition. *Am J Clin Nutr, 56*(1 Suppl), 209S-216S.

Savage, J.S., Hoffman, L. & Birch, L.L. (2009). Dieting, restraint, and disinhibition predict women's weight change over 6 y. *Am J Clin Nutr, 90*(1), 33-40.

Kapitel 4.16

Farias, M.M., Cuevas, A.M. & Rodriguez F. (2011). Set-point theory and obesity. *Metab Syndr Relat Disord, 9*(2), 85-9.

Keesey, R.E. & Hirvonen, M.D. (1997). Body weight set-points: determination and adjustment. *J Nutr, 127*(9), 1875S-1883S.

Levine, J.A., Eberhardt, N.L. & Jensen, M.D. (1999). Role of nonexercise activity thermogenesis in resistance to fat gain in humans. *Science, 283*(5399), 212-4.

Pasquet, P. & Apfelbaum, M. (1994). Recovery of initial body weight and composition after long-term massive overfeeding in men. *Am J Clin Nutr, 60*(6), 861-3.

Speakman, J.R., Levitsky, D.A., Allison, D.B., Bray, M.S., de Castro, J.M., Clegg, D.J., Clapham, J.C., Dulloo, A.G., Gruer, L., Haw, S., Hebebrand, J., Hetherington, M.M., Higgs, S., Jebb, S.A., Loos, R.J., Luckman, S., Luke, A., Mohammed-Ali, V., O'Rahilly, S., Pereira, M., Perusse, L., Robinson, T.N., Rolls, B., Symonds, M.E. & Westerterp-Plantenga, M.S. (2011). Set points, settling points and some alternative models: theoretical options to understand how genes and environments combine to regulate body adiposity. *Dis Model Mech, 4*(6), 733-45.

Kapitel 4.17

Cordain, L., Miller, J.B., Eaton, S.B., Mann, N., Holt, S.H. & Speth, J.D. (2000). Plant-animal subsistence ratios and macronutrient energy estimations in worldwide hunter-gatherer diets. *Am J Clin Nutr, 71*(3), 682-92.

Deram, S. & Villares, S.M. (2009). Genetic variants influencing effectiveness of weight loss strategies. *Arq Bras Endocrinol Metabol, 53*(2):129-38.

Dhurandhar, E.J. & Keith, S.W. (2014). The aetiology of obesity beyond eating more and exercising less. *Best Pract Res Clin Gastroenterol, 28*(4), 533-544.

Hinney, A. & Holzapfel C. (2012). Genetische Faktoren der Adipositas. Molekular-genetische Befunde und deren Bedeutung. *Adipositas, 4*, 236-242.

Franco, M., Orduñez, P., Caballero, B., Tapia Granados, J.A., Lazo, M., Bernal, J.L., Guallar, E. & Cooper, R.S. (2007). Impact of energy intake, physical activity, and population-wide weight loss on cardiovascular disease and diabetes mortality in Cuba, 1980-2005. *Am J Epidemiol, 166*(12), 1374-80.

Goni, L., Milagro, F.I., Cuervo, M. & Martínez, J.A. (2014). Single-nucleotide polymorphisms and DNA methylation markers associated with central obesity and regulation of body weight. *Nutr Rev, 72*(11), 673-690.

Haak, W., Forster, P., Bramanti, B., Matsumura, S., Brandt, G., Tänzer, M., Villems, R., Renfrew, C., Gronenborn, D., Alt, K.W. & Burger, J. (2005). Ancient DNA from the first European farmers in 7500-year-old Neolithic sites. *Science, 310*(5750), 1016-8.

Henn, B.M., Cavalli-Sforza, L.L. & Feldman, M.W. (2012). The great human expansion. *Proc Natl Acad Sci USA, 109*(44), 17758-64.

Konner, M. & Eaton, S.B. (2010). Paleolithic nutrition: twenty-five years later. *Nutr Clin Pract, 25*(6), 594-602.

Lindeberg, S. (2012). Paleolithic diets as a model for prevention and treatment of Western disease. *Am J Hum Biol, 24*(2), 110-5.

Martinez, J.A., Navas-Carretero, S., Saris, W.H. & Astrup, A. (2014). Personalized weight loss strategies-the role of macronutrient distribution. *Nat Rev Endocrinol, 10*(12), 749-760.

Newnham, J.P., Pennell, C.E., Lye, S.J., Rampono, J. & Challis, J.R. (2009). Early life origins of obesity. *Obstet Gynecol Clin North Am, 36*(2), 227-44, xii.

Piccolo, R.S., Pearce, N., Araujo, A.B. & McKinlay, J.B. (2014). The contribution of biogeographical ancestry and socioeconomic status to racial/ethnic disparities in type 2 diabetes mellitus: results from the Boston Area Community Health Survey. *Ann Epidemiol, 24*(9), 648-54, 654.e1.

Rito, T., Richards, M.B., Fernandes, V., Alshamali, F., Cerny, V., Pereira, L. & Soares, P. (2013). The first modern human dispersals across Africa. *PLoS One, 8*(11), e80031.

Stewart, J.R. & Stringer, C.B. (2012). Human evolution out of Africa: the role of refugia and climate change. *Science, 335*(6074), 1317-21.

Waterland, R.A. (2014). Epigenetic mechanisms affecting regulation of energy balance: many questions, few answers. *Annu Rev Nutr, 34*, 337-55.

Youngson, N.A. & Morris, M.J. (2013). What obesity research tells us about epigenetic mechanisms. *Philos Trans R Soc Lond B Biol Sci, 368*(1609), 20110337.

5 Deine Umwelt - dein Handeln - dein Stoffwechsel

Mit den Aktivitäten des Gehirns und der biologischen Anpassung steht dem Erdlings-Organismus ein effektives Spektrum an Werkzeugen zur Verhinderung des Körperfettabbaus zur Verfügung. Ich denke, dass siehst du mittlerweile genauso. Darauf jedoch alle Ursachen für das Dasein als moppeliger Erdling zu reduzieren, wäre nicht korrekt.

Neben denen von mir bereits erklärten Mechanismen gibt es weitere. Die Mechanismen basieren hauptsächlich auf der Interaktion zwischen deinem Körper und der Umwelt. Die Bedeutung des Zusammenspiels von Genen, Umwelt und deinem Stoffwechsel hatte ich in den letzteren Kapiteln vorgestellt. Eine weitere wesentliche Größe, welche die Interaktionen beeinflusst, ist dein Handeln.

Dein Handeln hast du zu einem gewissen Maß selbst in der Hand. Du kannst Situationen analysieren, Entscheidungen treffen und danach agieren oder reagieren. Nicht jede deiner Handlung ist demnach als Ergebnis ausgeklügelter Machenschaften deines Gehirns zu verstehen. Dein Gehirn bietet dir Freiraum, seiner strikten Fernsteuerung mit Eigensteuerung zu entkommen. Das macht es, da es selbst lernen will und lernen muss, wie Ereignissen aus der Umwelt zu begegnen ist.

Leider ist es so, dass nicht wenige Erdlinge ziemlich ungeschickt handeln. Das gilt zumindest im Rahmen der Körpergewichtskontrolle. Damit erleichtern sie dem Gehirn die Arbeit als Wächter über sein heiß geliebtes Fettgewebe. Denn was du selbst verbockst, muss das Gehirn nicht kompliziert und aufwendig regeln.

Richtig ist, dass du nicht uneingeschränkt der Herr über dein Handeln bist. Selbst wenn dir dein Gehirn Freiraum ermöglicht, heißt das nicht, dass du ihn optimal nutzen kannst. Immer wieder kommt es vor, dass du dein Handeln auf Befehl oder Auftrag anderer Erdlinge eingrenzen musst. Eventuell würdest du vollkommen anders handeln, wenn du nicht den Anweisungen von Familienmitgliedern, des Chefs in der Firma oder des Beamten auf der Behörde, gehorchen müsstest.

Sind diese unfreiwilligen Handlungen direkt oder indirekt mit der Störung deines Energiehaushaltes und deiner Körpergewichtsregulation verbunden, hast du halt Pech. Das ist ein Teufelskreislauf, dem lediglich mit Eigeninitiative pariert werden kann. Diese Herausforderung anzunehmen, ist aber nicht der Erdlinge Lieblingsvorstellung.

5.1 Moppelig ist nicht gleich moppelig!

Was haben Erdlinge, Goldhamster, Löwen, Rehe, Flusspferde und Ratten gemeinsam? Erstens: Sie alle gehören zu den Säugetieren. Zweitens: Sie werden mit dem Alter moppeliger. Unabhängig davon, wie viel Energie ein Säugetier aufnimmt und wie körperlich aktiv es ist, bleiben Veränderungen mit dem Altern nicht aus. In der Regel kommt es zum Aufbau von Körpermasse und zur ungünstigen Veränderung der Körperzusammensetzung. Erst im höheren Alter verlieren sich die Pfunde, während sich die Körperzusammensetzung weiterhin ungünstig entwickeln kann. Das ist normal und der Biologie der Wesen entsprechend nicht abzuwenden. Das Ausmaß hingegen kannst du beeinflussen. Wie viele Kilos du zulegst und wie ausgeprägt sich dein Körper von Jahrzehnt zu Jahrzehnt verändert, obliegt auch deinem Handeln.

Der Aufbau von Körpermasse sagt erst einmal nichts über die Veränderungen der Körperzusammensetzung aus. Steigst du auf eine gewöhnliche Waage, siehst du lediglich, wie schwer du bist. Aber zu schwer zu sein, ist nicht das gleiche wie zu schwer zu sein. Es gibt moppelige Erdlinge, die weisen dabei einen vergleichsweise hohen Anteil an Muskelmasse auf. Dem gegenüber gibt es moppelige Erdlinge, bei denen die Muskulatur eher unterdurchschnittlich ausgeprägt ist.

Klar, für diese Unterschiede in der Muskelmasseausprägung ist auch wieder die Genetik mitverantwortlich. Aber die Ernährung ist dabei als wesentliche Einflussgröße ebenso entscheidend und von deinem Handeln abhängig.

Moppelige Erdlinge, die beim Zuvielessen auch viel Eiweiß aufnehmen, sind in der Regel gut mit Muskeln ausgestattet. Unter ihrer Speckschicht sitzen stattliche und massive Muskeln. Die sind zwar nicht durchtrainiert, aber zumindest vorhanden. Erdlinge hingegen, die beim Dickwerden geringe Mengen an Eiweiß aufnehmen, haben dementsprechend weniger Muskelmasse zu bieten. Ja klar, für die Waage ist das belanglos. Aber für das Potenzial, Körperfett loszuwerden, ist dieser Unterschied sehr wichtig. Warum das so ist, erfährst du anhand der Erklärungen im nächsten Kapitel.

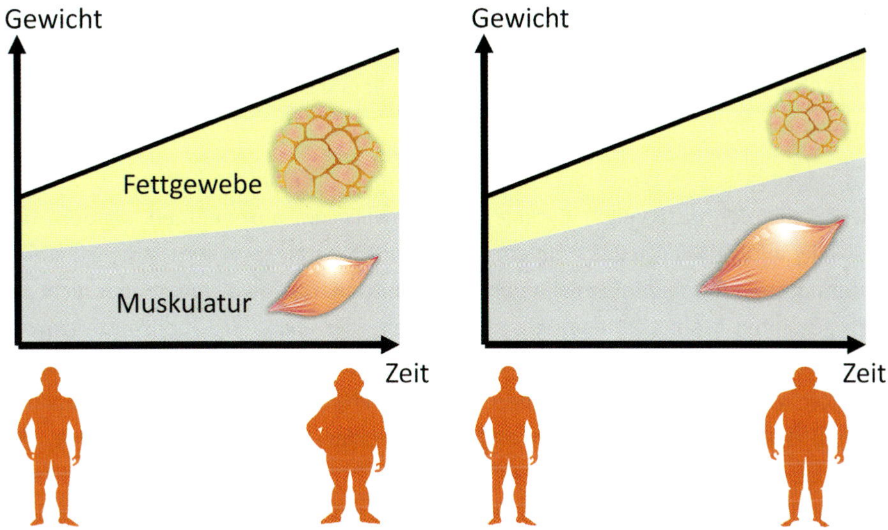

Abbildung 32: Die Unterschiede in der Entwicklung der Körperzusammensetzung beim Masseaufbau. Die linke Abbildung zeigt eine unterdurchschnittliche Ausprägung der Muskelmasse basierend auf geringer Zufuhr von Nahrungseiweiß. Die Abbildung auf der rechten Seite hingegen zeigt neben dem Fettgewebeaufbau eine vergleichsweise gute Ausprägung der Muskelmasse. Ursache ist die betonte Aufnahme von Nahrungseiweiß.

5.2 Sarcopenic Obesity. Hä, was?

Im vorangegangenen Kapitel 5.1 bin ich von der Situation ausgegangen, in der ein Erdling kontinuierlich im Laufe seines Lebens zunimmt. Nicht wenige moppelige Erdlinge versuchen sich jedoch mehrmals bis oftmals im Leben darin, Körpermasse zu reduzieren. Eine erfolgreiche langfristige Gewichtsreduktion gelingt den Meisten aber nicht. Dem Abbau der Masse folgt in der Regel der Wiederaufbau der Masse. Demnach nehmen diese Erdlinge nicht kontinuierlich, sondern unterbrochen durch Hungerkuren zu. Den wellenförmigen Verlauf des Körpergewichtes hatte ich dir in den Kapiteln zum Jojo-Effekt und zur Set-Point-Theorie aufgezeichnet. Die Fachbezeichnung für dieses Auf und Ab im Gewicht lautet „Weight Cycling“ (kreiselndes oder rotierendes Gewicht).

Nun möchte ich den Gewichtsaufbau, die dabei praktizierte Eiweißzufuhr und das Weight Cycling in einem Erklärungsmodell verknüpfen.

Du hast gelernt, dass Hungerkuren die Abwehrmechanismen gegen das Abnehmen auslösen. In der Folge erweist sich der Abbau von Körperfett zunehmend schwieriger. Dabei besteht das Risiko, langfristig fettfreie Masse bzw. Muskulatur zu verlieren. Ist die Ernährung des Erdlings beim Diäthalten auch noch eiweißarm ausgerichtet, wird der Abbau von fettfreier Masse bzw. Muskelmasse zusätzlich verstärkt. Nach Abbruch der Hungerkur erweist sich vor allem das Fettgewebe als wachstumsfreudig.

Gut zeigen lässt sich dieser Sachverhalt an armen, sozialhilfebedürftigen Erdlingen. Die durchlaufen das Weight Cycling nicht freiwillig um abzunehmen, sondern unfreiwillig infolge finanzieller Probleme. Die zum Monatsbeginn erhaltene Sozialhilfe dient unter anderem dem Einkauf von Lebensmitteln. Das Geld genügt aber nicht für den gesamten Monat. Ist das Geld ausgegeben, fällt auch der Lebensmitteleinkauf weg. Die verbleibenden Tage des Monates muss daher mehr oder weniger stark gehungert werden. Dabei geht, wie beschrieben, wertvolle Muskelmasse verloren. Mit Beginn des neuen Monats steht schließlich wieder Geld zur Verfügung und der hungrige Erdling kann endlich einkaufen gehen. Entsprechend seines Appetits kauft er aber keine hochwertigen eiweißreichen, sondern billige zucker-, weißmehl- und fettreiche Lebensmittel ein. Für die Regeneration der verlorenen Muskelmasse genügt das Eiweiß nicht. Anders sieht es mit dem Fettgewebe aus. Gemästet mit Zucker, Weißmehl und Fett erholt es sich rasch. Dabei kann es sogar über das Ausgangsniveau hinaus anwachsen. Diesen Kreislauf aus Hungern gefolgt von falscher Überernährung praktizieren diese Erdlinge für Jahre oder auch Jahrzehnte. Bei bessersituierten Erdlingen erfolgen die Hungerabschnitte der Schönheit wegen freiwillig. Das Ergebnis hinsichtlich der ungünstigen Körperzusammensetzung ist jedoch das gleiche wie bei den armen Erdlingen.

Im Fazit können mehrmalige gescheiterte Diätversuche einen schleichenden Muskelverlust, den überproportionalen Aufbau von Fettmasse und einen wellenförmigen Anstieg des Körpergewichtes verursachen. Der altersbedingte, natürliche Verlust von Muskelmasse und der Aufbau von Fettmasse finden dadurch zusätzliche Verstärkung.

Für stark moppelige Erdlinge, die von dieser Situation betroffen sind, gibt es den Begriff der „Sarcopenic Obesity". Übersetzt bedeutet er so viel wie „Fettsucht einhergehend mit übermäßigem Muskelmasseverlust". Den sarkopenischen Moppel-Erdlingen fällt es deutlich schwerer abzunehmen. Ehrlich gesagt, sind es die Erdlinge, für die sich das Abnehmen als geradezu aussichtsloses Ziel erweist.

Erdlinge mit gering ausgeprägter Muskelmasse verbrennen in Ruhe und im Sport viel zu wenig Zucker und Fett, um abnehmen zu können.

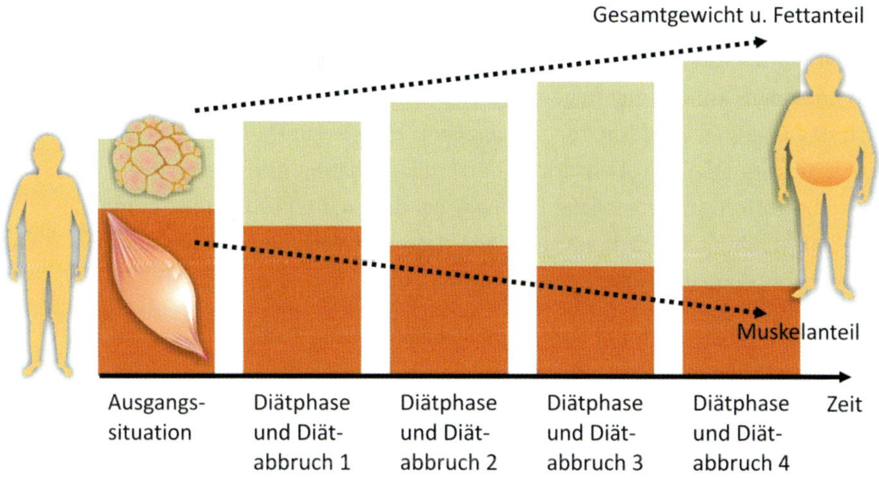

Abbildung 33: Im wahrsten Sinne des Wortes ein dicker Brocken: Hier kommt alles zusammen, was man selbst dem Feind nicht wünscht. Die Sarcopenic Obesity ist die wohl unangenehmste Sackgasse, in die der Körper samt seinem Stoffwechsel geschickt werden kann. Unsinnige wiederholte Hungerkuren und falsche Ernährung in Kombination mit den Abwehrmechanismen des Gehirns und der biologischen Anpassung lassen die Muskelmasse verschwinden, während Gewicht und Fettmasse mächtig gewaltig zulegen.

Der Fehler der von der Sarcopenic Obesity betroffenen Erdlinge liegt darin, durch falsche Ernährung und unsinnige Hungerkuren massiv zu dieser Problematik beigetragen zu haben. Klar, das kann auf fehlendem Wissen beruhen. Aber ein paar Regeln gesunderhaltender Ernährung kennt selbst der Dümmste. Diese Regeln umzusetzen, ist vielen Erdlingen aber zu aufwendig und kulinarisch unbefriedigend. Mit dem Ergebnis dieses fehlenden Engagements müssen sie dann leben. Wie sagen Erdlings-Eltern gerne zu ihren Erdlings-Kindern: „Wer nicht hören will, muss fühlen!“

Meine Erklärungen geben aber auch zu verstehen, dass nicht jeder Erdling eine volle Breitseite vom Weight Cycling und der Sarcopenic Obesity zu erwarten hat. Denn bleiben die benannten Fehler, sei es durch gezieltes oder unbewusstes Handeln aus, lässt sich das Gewicht auch bei zukünftigen Hungerkuren immer wieder mit dem gleichen Aufwand reduzieren.

Es bestehen sogar Meinungen, welche ungünstige Veränderungen in der Körperzusammensetzung infolge des Weight Cyclings eher bei normalgewichtigen als bei moppeligen Erdlingen sehen. Demnach sind vom Muskelabbau und Fettaufbau hauptsächlich Erdlinge betroffen, die trotz Normalgewicht damit beginnen, weitere Körpermasse herunterzuhungern. Denke dabei zum Beispiel an Erdlings-Frauen, die an sich normalgewichtig sind, aber nicht dünn genug sein können.

Damit mir die forschenden Erdlinge deines Planeten nicht aufs Dach steigen, möchte ich noch eine Anmerkung folgen lassen. Die Sarcopenic Obesity ist nicht ausschließlich das Ergebnis wiederholter ungeeigneter Hungerkuren. Die Gesundheitsstörung stellt sich im letzten Lebensdrittel der Erdlinge häufig altersbedingt ein. Überwiegend betroffen sind männliche Erdlinge, bei denen die Problematik bereits im Alter ab fünfzig Jahren messbar werden kann. Damit in Verbindung steht auch das Risiko verkürzter Lebenserwartung.

Interessant hinsichtlich der Sarcopenic Obesity ist die Tatsache, dass die davon betroffenen Erdlinge verhältnismäßig wenig essen und trotzdem ein enormes Körpergewicht aufweisen. Faktisch könnte man sagen, die essen wenig und sind trotzdem moppelig. Konservative Erdlings-Forscher haben das Jahrzehnte lang bestritten: „So etwas geht überhaupt nicht – wer wenig isst, kann nicht übergewichtig sein!". Auf die Darstellung, die Betroffenen würden bereits wenig essen und könnten daher nicht noch weniger essen, folgten die Argumente: „Deren Ernährungsprotokolle sind fehlerbehaftet!" und „Die essen heimlich und geben es dann nicht zu!". Dabei wurde schlichtweg übersehen, die geringe Muskelmasse im Bezug zum Energieumsatz zu betrachten. Mittlerweile hat sich die Meinung gewandelt.

5.3 Stress verändert die Körperzusammensetzung

Sechs Uhr Montagsmorgen. Der Wecker klingelt. Dein erster Gedanke: „Puh, die Woche wird anstrengend. So viele Dinge, die ich erledigen muss!". Also raus aus den Federn und rasch die Morgentoilette erledigen. Das Frühstücksbrötchen findet auf dem Weg zum Auto in den Mund. Dabei kleckert unbemerkt etwas Butter auf den Kragen. Dank des allmorgendlichen Staus auf den Straßen verläuft die Fahrt zum Büro stockend. Ein hastiger Blick in den Rückspiegel zeigt einen ungleichmäßigen Lidstrich am rechten Auge. Verdammt, wie das nur wieder aussieht! Die Butter vergnügt sich weiterhin auf dem Kragen. Endlich im Büro angekommen braucht der Rechner wieder gefühlte zehn Jahre, um hochzufahren. Die Updates werden installiert. Die Erholung vom Wochenende ist bereits verpufft.

Auch der weitere Verlauf des Tages zeigt sich nicht entspannter: Eine leidliche Arbeitskollegin, ein cholerischer Chef, zu viel Arbeit, hastiges Mittagessen, ein nicht aufzufindendes Dokument (Freitag war es noch da!?) und schließlich Kopfschmerzen. Nach Büroschluss in die Stadt - ein Geschenk für die Schwiegermutter muss her. Danach kurz beim Getränkemarkt angehalten, um einen Kasten Wasser zu besorgen. Zurück zu Hause ist kein Parkplatz vor der Tür frei. Das heißt weitere Runden um die Häuser drehen und hoffen, irgendwo eine Lücke zu finden. Wer schleppt aber jetzt den Kasten Wasser bis zur Wohnung? Im Flur der Wohnung ist ein Spiegel angebracht. Ein flüchtiger Blick im Vorbeigehen... aber halt... Was ist das? Ein Fettfleck auf dem Kragen!? Wo kommt der her? Der Rest der Woche zeigt sich ähnlich nervig: Stress rund um die Uhr!

Stress ist nicht lediglich ein unangenehmes Gefühl. Stress wirkt auch biochemisch. Dabei greifen Stresshormone und entzündungsfördernde Substanzen in den Stoffwechsel ein. Vorübergehend ist das unproblematisch. Auf die Dauer geht Stress jedoch nach hinten los. Bezogen auf das Thema Abnehmen kommen folgende Probleme auf dich zu: verstärkter Heißhunger und Appetit, Störung der Zuckerverbrennung in der Muskulatur, verstärkte Fettbildung in der Leber und der Verlust von Muskelmasse. In der Summe wird der Abbau von Körperfett gehemmt und dessen Aufbau gefördert.

Hauptverantwortlich dafür ist ein alter Bekannter: Das Stresshormon Cortisol. Seine negative Wirkung kommt so richtig zur Geltung, wenn du chronischen, also über längere Zeiträume andauernden, Disstress hast. Disstress ist der unangenehme Stress, der dich körperlich und nervlich überfordern kann.

Ihm gegenüber steht der angenehm empfundene Eustress. Er tritt zum Beispiel auf, wenn eine große Urlaubsreise bevorsteht und du voller Begeisterung die Vorbereitungen triffst. Das du dabei einschließlich der Alltagsbelastungen kaum noch Zeit zum Atmen hast und nicht weißt, was zuerst zu erledigen ist, stört dich nicht. Die Vorfreude ist so groß, dass trotz pausenlosen Schuftens keine Überlastung aufzukommen scheint. Selbstverständlich wünsche ich dir viel Eustress genießen zu dürfen. Ich wende mich nachfolgend aber den Auswirkungen des Disstresses zu.

Die Ursachen zwischen dem Auftreten von Stress und der erhöhten Bildung von Cortisol im Körper gehen auf das Leben der Ur-Erdlinge in der wilden Natur zurück. Stressige Situationen erforderten meistens unmittelbares Handeln. Der Kampf gegen feindliche Ur-Erdlinge, die Flucht vor Raubtieren, das Überqueren reißender Flüsse usw. gehörten dazu. In diesen Situationen musste der Stoffwechsel in Alarmbereitschaft versetzt werden. Nur so war der Körper im Stande, die abgeforderte Belastung zu bewältigen. Auf der Flucht hieß das, der Muskulatur in Windeseile

Energie bereitzustellen, um schnellstmöglich weglaufen zu können. Dazu musste die Skelettmuskulatur auch verstärkt durchblutet werden. Die Umverteilung der Durchblutung ging in dem Moment zu Lasten des Gehirns, dem das Blut fehlte. Das war okay, da während des Kampfs ums nackte Überleben keine große Denkleistung nötig war. Bisher hat kein Erdling davon berichtet, im Moment größter Belastung Johann Wolfgang von Goethes Werk „Faust“ interpretiert oder mathematische Berechnungsmodelle entwickelt zu haben. Hierin liegt auch ein Grund, warum Erdlinge mit Prüfungsangst in Leistungstests zum Black Out neigen. Da nützt das beste Lernen nichts. Ein Gehirn mit Minderdurchblutung denkt nicht gerne.

Die Umstellung auf den Alarmstoffwechsel macht das Cortisol möglich. Zu Ur- und Vorzeiten überlebenswichtig, müssen Stresssituationen mit Cortisolaktivität heutzutage kritischer betrachtet werden. Denn die typische Reaktion, auf Stress mit körperlicher Aktivität zu reagieren, fällt in der Regel weg. Stress erfasst dich beim Autofahren im Stau, beim gehetzten Arbeiten sitzend am Schreibtisch oder beim Ärger stehend vor dem Chef. Du rennst nicht weg und beginnst auch keinen Zweikampf. Es kommen Stress und körperliche Inaktivität zusammen. Darin liegt die eigentliche Ursache begründet, weshalb sich das Cortisol bei Disstress ungesund bemerkbar macht.

Cortisol fördert unter anderem den Abbau der Fettspeicher. Die freigesetzten Fette sollen der Muskulatur anschließend als Energiequelle zur Bewältigung von Flucht oder Kampf dienen. Cortisol und Bewegung wären demnach eine super Kombination, um abzunehmen. Da du aber weder fliehst noch kämpfst, werden die Fette nicht verbrannt. Sie reichern sich im Blut und in der Zellflüssigkeit an. Aufgrund bestimmter chemischer Eigenschaften beginnen die Fette damit, die Transportmechanismen zur Aufnahme von Zucker aus dem Blut in die Muskelzellen zu stören (= Insulinresistenz). Gelangt der Zucker nicht mehr zur Verbrennung in die Muskelzellen, erhöht sich sein Gehalt im Blut. Den überschüssigen Zucker filtert die Leber aus dem Blut heraus und bildet daraus Fett. Den Prozess der Fettbildung in der Leber kennst du aus vorangegangenen Kapiteln. Das gebildete Fett wird anschließend zum Fettgewebe transportiert und eingelagert.

Bei Flucht oder Kampf musste das Cortisol sicherstellen, dass neben den Fetten genügend Zucker als Energiequelle verfügbar war. Die Fette waren gut als Energiequelle für stundenlange Läufe geeignet. Der Zucker hingegen war notwendig für enorm anstrengende Aktivitäten, wie zum Beispiel Sprints (= schnelles Wegrennen), Haltearbeit (= mit dem Gegner kämpfen) oder wiederholte Kraftanstrengungen (= mehrmaliges Zuschlagen mit der Keule). Waren die Zuckerspeicher des Körpers verbraucht, musste das Cortisol rasch die körpereigene Zuckerbildung in der Leber anregen. Das Fliehen oder Kämpfen wäre sonst bei Zeiten gescheitert. Zucker bildet die Leber aus Bestandteilen der Muskelzellen bzw. des Muskeleiweißes, den so genannten Aminosäuren. Cortisol unterstützt diesen Prozess, indem es Muskelmasse abbaut und die darin enthaltenen Aminosäuren freisetzt. Ständiger Stress führt somit zum allmählichen Muskelmasseverlust. Der Verlust von Muskulatur wiederum macht sich in der Stoffwechselverlangsamung bemerkt.

Zu all dem kommt hinzu, dass chronischer Stress den Appetit auf Zucker und Fett erhöht. Du isst mehr als nötig und bedingst eine überhöhte Energiezufuhr. Die Förderung der Fettbildung, der Muskelabbau und die überhöhte Zufuhr energiereicher Lebensmittel erweisen sich nachfolgend als gefährliche Kombination, die das Fettgewebe zum Wachsen bringt.

5.4 Wer hat an der Uhr gedreht?

Jeden Mittwochabend ist Kino angesagt. Danach gibt es noch ein Gläschen an der Bar. Spät ins Bett gekommen, ist das Klingeln des Weckers am nächsten Morgen etwas ernüchternd. Aber was soll's, Hauptsache Spaß gehabt. So richtig gut leben lässt es sich auch auf den Partys und Tanzabenden am Wochende. Feiern bis in die Puppen. Der darauffolgende Tag bietet Gelegenheit zum Ausschlafen. Vor zwölf am Mittag bewegt sich nichts.

Die Veränderungen und Unregelmäßigkeiten im Tages-Nacht-Verlauf bzw. Wach-Schlaf-Rhythmus nehmen Party-Erdlinge gerne in Kauf. Allerdings gibt es auch Erdlinge, bei denen gehören Unregelmäßigkeiten im Tagesverlauf zum beruflichen Alltag. Ich denke dabei an die, die du als „Schichtarbeiter" bezeichnest. Manche von denen haben eine gleichbleibende Schicht, zum Beispiel Nachtschicht, zu der sie regelmäßig am Arbeitsplatz erscheinen müssen. Andere arbeiten in einem rotierenden Schichtsystem, in dem Früh-, Tag-, Spät- und Nachtschicht unregelmäßig abwechseln.

Mit Sicherheit haben die Party-Erdlinge mehr Spaß als die Schichtarbeiter-Erdlinge, wenn es darum geht, die Nacht zum Tag zu machen. Gemeinsam haben sie allerdings den Einfluss unregelmäßiger Tagesverläufe auf ihre „innere Uhr".

Die innere Uhr ist nicht nur ein Begriff für die Wahrnehmung einiger Erdlinge, auch ohne Wecker zur gleichen Zeit am Morgen aufzuwachen. Es gibt die innere Uhr tatsächlich. Beim Ticken orientiert sie sich am Hell-Dunkel-Rhythmus des Tagesverlaufs und somit am Wach-Schlaf-Rhythmus. Auf diese Weise wird sie auch gestellt. Da ein Tag auf der Erde vierundzwanzig Stunden dauert, ist auch die innere Uhr darauf abgestimmt.

Der inneren Uhr kommt eine wichtige Bedeutung bei der Regelung des Stoffwechselgeschehens zu. Darüber lässt sich auch ein Bezug zum Körperfettwachstum und zu den Problemen der Körpergewichtsregulation herstellen.

Ich hatte dir bereits erklärt, dass das Gehirn Hormone bildet, welche die Aktivitäten der Zellen, Gewebe und Organe beeinflussen. Allerdings wird nicht jedes Hormon zu jeder Tageszeit in der gleichen Menge benötigt. Viele Hormone weisen ein im Tagesverlauf typisches Aktivitätsmuster auf, welches sich tagtäglich wiederholt. Unterschiedliche Aktivitäten im Tagesverlauf zeigen daher auch die von den Hormonen beeinflussten Gewebe und Organe. Die Verdauungsorgane zum Beispiel müssen dann ihr höchstes Leistungspotenzial entfalten, wenn du isst.

Nun kommt aber hinzu, dass alle Hormone sowie Zellen, Gewebe und Organe trotz unterschiedlicher Aktivitätshöhepunkte im Tagesverlauf, koordiniert zusammenarbeiten müssen. Es bringt nichts, wenn jeder sein eigenes Süppchen kocht. Denn ein komplexer biochemischer Organismus wie der des Erdlings könnte auf diese Weise niemals funktionieren.

Hilfreich bei der Koordination ist die innere Uhr. An ihr kann sich der Körper orientieren und festlegen, welche Struktur im Organismus zu welcher Zeit was zu tun hat. Dabei bietet die innere Uhr den weiteren Vorteil, dass die Ausrichtung der Stoffwechselaktivitäten jeden Tag gleichsam erfolgen kann. Festgestellt wurde, dass es eine Art Haupt-Uhr im Gehirn des Erdlings gibt. Diese Haupt-Uhr stellt sich entsprechend des Wechsels von Tag und Nacht auf der Erde sowie der dabei vom Erdling regelmäßig praktizierten Aktivitäten ein. Daneben haben die Organe jeweils eigene Uhren. Die Organ-Uhren wiederum orientieren sich an der Haupt-Uhr im Gehirn. Das ist wie bei einem Dirigenten im Opernhaus, der die Musiker anleitet, zum richtigen Zeitpunkt in das Konzert einzusetzen.

Optimal funktioniert der zeitabhängige Mechanismus allerdings nur dann, wenn die innere Uhr und der Tagesablauf regelmäßig synchron verlaufen. Immer wieder auftretende Unregelmäßigkeiten im Tagesverlauf bringen die innere Uhr durcheinander. Die Ausrichtung am Hell-Dunkel-Rhythmus des Tages wird dadurch gestört. Demzufolge geraten das Zeitgefüge der Haupt-Uhr und in der Folge das der Organ-Uhren durcheinander.

Die gesundheitlichen Folgen der Desynchronisation der inneren Uhr, zum Beispiel durch Schichtarbeit, sind den Erdlings-Medizinern seit langem bekannt. Die bestehenden Probleme lassen sich anhand gestörter Hormonaktivitäten nachweisen. Veränderungen des normalen Aktivitätsspektrums im Tagesverlauf lassen sich dabei für Hormone zeigen, die den Zustand des Fettgewebes beeinflussen und für Hormone, die an der Regelung des Hunger-Sättigungs-Mechanismusses beteiligt sind. Das Zusammenspiel zwischen den Organen gerät dadurch außer Rand und Band. Dirigent und Musiker spielen durcheinander. Ein wohlklingendes Musikstück kommt so nicht zu Stande. So lässt sich erklären, warum Erdlinge in Schichtarbeit überdurchschnittlich häufig von übermäßiger Fettmasse im Bauchraum („apfelförmige Fettverteilung"), Übergewicht, Adipositas und Typ-2-Diabetes betroffen sind.

Die Störung der inneren Uhr durch Verschiebungen im Wach-Schlaf-Rhythmus erfolgt überwiegend durch den Erdling bedingt. Das heißt, der Erdling hat diese Situation selbst durch sein eigenes Handeln ausgelöst. Das Resultat, Fettgewebe aufzubauen, kommt dem Überlebenswillen des Gehirns selbstverständlich entgegen. Es schimpft daher nicht.

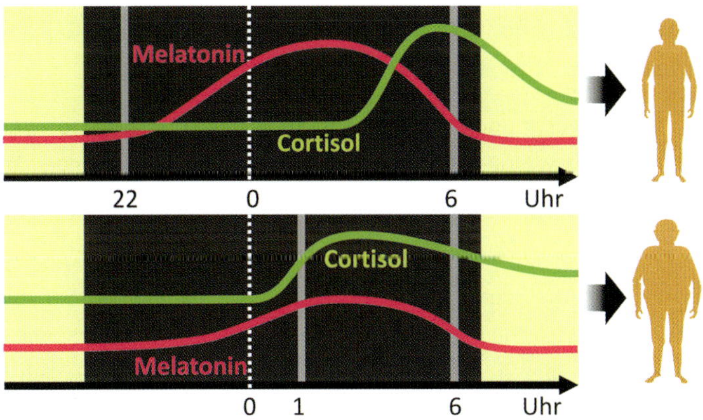

Abbildung 34: Oben: Wenn es dunkel wird und du schlafen gehst, steigt der Spiegel des Schlafhormons Melatonin an. Es lässt dich tief und erholsam schlafen. Melatonin fungiert auch als Taktgeber der inneren Uhr. Das Stresshormon Cortisol und viele andere Hormone richten sich am Melatonin aus. Sehr früh am Morgen steigt das Cortisol gewöhnlich an und fällt dann wieder ab. Bei ausreichendem Schlaf von 22.00-06.00 Uhr bleibt die innere Uhr im Takt. Das erleichtert auch die Körpergewichtskontrolle. Unten: Verkürzter Nachtschlaf von zum Beispiel 01.00-06.00 Uhr stört den normalen Verlauf des Melatoninspiegels. Die innere Uhr kommt durcheinander. Das Cortisol steigt dadurch viel zu zeitig in der Nacht an und bleibt auch tagsüber erhöht. Wie das Cortisol dick macht, habe ich dir bereits erklärt.

5.5 Wenn Mutti nicht aufpasst!

Im Kapitel 4.17 „Art- und gengerecht ernährt" berichtete ich dir von den Gen-Schaltern, welche an der Aktivierung und Inaktivierung von Genen beteiligt sind. Als Fazit des Kapitels gab ich an, dass du durch dein Verhalten gezielt oder unbewusst Einfluss auf die Schalterstellung nimmst. Erinnere dich: In Abhängigkeit der Stellung der Schalter „Ein" oder „Aus" lassen sich schlechte und gute Gene in einem gewissen Ausmaß hemmen oder fördern.

Wenn du infolge eines bestimmten Verhaltens die Stellung deiner Gen-Schalter und somit die Aktivität der Gene in deinem Körper beeinflusst, bist du selbst dafür verantwortlich. Du bist sowohl der Verursacher für ungünstige Schalterstellungen als auch der Glücksbringer hinsichtlich günstiger Schalterstellungen. Das zeigt, dass dir eine gewisse Macht gegeben ist, die Entwicklung deines Körpers zu steuern.

Allerdings hast du nicht die ausschließliche Macht über deine Gen-Schalter inne. Denn bevor du überhaupt dazu gekommen bist, Einfluss zu nehmen, haben es bereits deine Eltern getan. Der Lebensstil der Eltern beeinflusst nicht nur deren eigene Gen-Schalter, sondern auch die ihrer Kinder. Eine gewisse Menge schalterbedingtes Glück oder Pech hast du demnach von deinen Eltern in die Wiege gelegt bekommen. Mit dieser Ausgangssituation begann dein Leben und davon ist unter anderem abhängig, wie leicht oder schwer dir die Körpergewichtskontrolle fällt.

Den Einfluss Schwangerer und Stillender auf die Entwicklung des Stoffwechsels und des Organismus ihrer werdenden und geborenen Kinder bezeichnen die Erdlings-Forscher als „perinatale" und „postnatale Prägung". Auf Deutsch heißt das so viel wie „die Prägung der Nachkommen während Schwangerschaft und Stillzeit".

Schwangere Erdlings-Weibchen freuen sich auf ihren Nachwuchs. Sie kaufen voller Begeisterung niedliche Minikleidung, Schuhchen und Spielsachen sowie reden nur noch von dem einen Thema. Deutlich weniger begeistert zeigen sie sich jedoch mit der schwangerschaftsbedingten Zunahme des Körpergewichtes. Dabei lassen sich zwei Extreme in der Ernährung beobachten. Auf der einen Seite gibt es die, die den Hunger nicht unter Kontrolle bringen und mächtig zulegen. Häufig entwickelt sich dabei der Schwangerschaftsdiabetes. Auf der anderen Seite sind die Hungerkünstlerinnen zu finden, die der Gewichtszunahme mithilfe des Diäthaltens begegnen.

Die mütterliche Über- und Unterernährung bleibt jedoch nicht folgenlos für das werdende Kind. Störungen im Energiehaushalt Schwangerer bedingen ungünstige Stellungen der Gen-Schalter. Über- und Unterernährung prägen das werdende Kind in die Richtung, moppelig geboren zu werden oder im Lauf des Lebens rasch Übergewicht und Adipositas zu entwickeln. Die betroffenen Erdlings-Kinder müssen sich im späteren Leben viel Mühe geben bzw. überdurchschnittlichen Aufwand betreiben, um das Fettgewebe in Schach zu halten.

Das eine moppelige Schwangere das Moppeldasein ihrer Kinder verursacht, scheint nachvollziehbar. Schließlich macht das Zuviel an Energie, was sie aufnimmt, auch vor dem werdenden Kind im Bauch nicht halt. Wie aber lässt es sich erklären, dass das Diäthalten in der Schwangerschaft ebenfalls zur Entwicklung moppeliger Nachkommen beiträgt? Die Vorstellung erinnert ein wenig an Zauberei. Wie sonst sollte es möglich sein, aus Nichts Masse zu schaffen?

Klar, Zauberei ist es nicht und der verursachende Mechanismus erweist sich recht simpel in seinen Zusammenhängen. Ein im Unterleib wachsendes Kind (= Fetus) benötigt eine gewisse Menge an Energie und Nährstoffen. Nur so entwickelt es sich zu einem gesunden und voll funktionsfähigen Mini-Erdling. Verknappt die Schwangere ihre Energie- und Nährstoffzufuhr, provoziert sie eine Unterversorgung des werdenden Kindes. Schwere Nährstoffdefizite würden im schlimmsten Fall den Tod des Fetus bedeuten. Bei leichteren Nährstoffdefiziten weiß sich die Natur zu helfen: Der Stoffwechsel des Fetus verlangsamt sich. Der Organismus wird darauf ausgerichtet, sparsam mit der verfügbaren Energie zu haushalten und bereits kleinste Energieüberschüsse in seinen Depots zu speichern.

Wie du siehst, lässt sich die Stoffwechselverlangsamung bereits zeitig im Leben eines Erdlings auslösen. Werden dabei die Gen-Schalter in Richtung Fettsparen und Fettspeichern umgelegt, können die Gene der Fettverbrennung in ihrer Aktivität behindert werden.

Solange sich der Fetus im Mutterleib befindet, bewirkt die Stoffwechselverlangsamung keinen übermäßigen Fettgewebeansatz. Die geringe Energiezufuhr der werdenden Mutter ist dafür nicht ausreichend. Diese Situation ist ein schönes Beispiel dafür, wie ein Wesen (der Fetus) mit seiner Umwelt (dem mütterlichen Organismus) interagiert: Selbst wenn die Gene und Genschalter des Fetus schlecht sind, wächst er nicht zum Moppel heran. Seine Umwelt – in Form der mangelernährten Mutter – lässt es nicht zu.

Mit der Geburt ändern sich die Umstände jedoch gewaltig. Der Mini-Erdling entscheidet nun selbst, wie viel Energie er aufnehmen möchte. Verspürt er Hunger, macht er schreiend auf sich aufmerksam, worauf die fürsorgliche Mutter mit dem Stillen oder Füttern beginnt. Problematischerweise treffen dabei der verlangsamte

Stoffwechsel des Säuglings und die faktisch unbegrenzte Nahrungsenergie in Form der Milch aufeinander.

Ich denke du kannst erahnen, wie es weiter geht. Der auf Fettsparen und Fettspeichern geprägte Stoffwechsel sowie die reichlich verfügbare Nahrungsenergie lassen den Mini-Erdling aus dem Leim gehen. Mit zunehmender Selbständigkeit verschärft sich die Situation. Ist das Kind alt genug, selbstbestimmt zum Essen zu greifen, sind auch die Süßigkeiten nicht mehr vor ihm sicher.

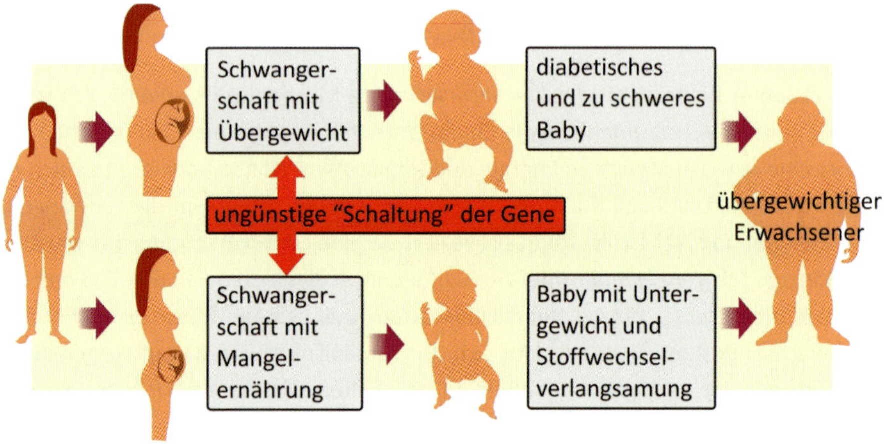

Abbildung 35: Die Prägung des Stoffwechsels des Ungeborenen in Abhängigkeit der Ernährung und des Körpergewichtes der Mutter. Überernährung und Übergewicht sowie Mangelernährung und Untergewicht der Schwangeren erhöhen das Risiko der Auslösung von Übergewicht bei den Kindern.

Ein eindrucksvolles Beispiel für die Prägung im Mutterleib zeigt die so genannte „niederländische Hungerstudie" aus dem Jahr 2008. Im Rahmen der Studie wurden Erdlinge untersucht, deren Geburt in den Zeitraum des holländischen Hungerwinters von 1944-1945 fiel. Der Hunger der Schwangeren bedingte ungünstige Stellungen der Gen-Schalter bei ihren Kindern, die sich selbst sechzig Jahre nach der Geburt noch nachweisen ließen. Im Vergleich zu den vor bzw. nach der Hungersnot geborenen Geschwistern, waren diese Erdlinge im späteren Leben häufiger von Übergewicht und gesundheitlichen Problemen betroffen.

Stell dir vor, ein stoffwechsellahmer Mini-Erdling wächst allmählich zu einem erwachsenen Moppel-Erdling heran. Irgendwann kommt ihm der Gedanke, abnehmen zu wollen. Mithilfe einer Hungerkur möchte er seine Pfunde purzeln lassen. Dummerweise aktiviert die Hungerkur die Abwehrmechanismen des Gehirns und die biologische Anpassung zur Hemmung des Fettabbaus. Die eh schon schwierige Situation wird dadurch verschärft. Es ließe sich als Wunder bezeichnen, sollte einem Erdling das Abnehmen in dieser Situation gelingen.

5.6 Vom Rennpferd zum Gaul

Übermäßig ausgebildetes Fettgewebe ist in der Regel das Ergebnis überhöhter Energiezufuhr. Die Aussage gilt insbesondere für die Situation, in der die Energieaufnahme den Energieumsatz übersteigt. Bezeichnet wird dieser Zustand als positive Energiebilanz.

Ich weiß, ich habe diesen Sachverhalt bereits angesprochen. Für die folgende Erklärung macht es jedoch Sinn, erneut auf die Energiebilanz hinzuweisen. Dazu beginne ich mit einer kleinen Beispielgeschichte.

Ein Mini-Erdling wächst heran und erreicht im Alter von neunzehn Jahren seine maximale Körpergröße. Er nimmt täglich 2500 kcal auf. Sein Körpergewicht liegt im optimalen Bereich und das Fettgewebe ist normal entwickelt. Mit dreißig Jahren lassen sich vier Prozent mehr Körperfett und sechs Kilo mehr Körpergewicht bei ihm messen. Die Ernährung hat er nicht verändert. Weitere zwanzig Jahre später zeigt sich ein ähnliches Bild. Körpergewicht und Körperfettanteil sind erneut angestiegen. Die Energiezufuhr hingegen liegt konstant bei 2500 kcal pro Tag. Im Alter von siebzig Jahren setzt sich die beschriebene Entwicklung fort. Trotz unveränderter Energiezufuhr steht nun ein schwerer Moppel-Erdling vor uns.

Hm, da kann etwas nicht stimmen. Wieso nimmt der Erdling stetig zu? Laut Energiebilanzkonzept müsste er doch deutlich mehr als 2500 kcal am Tag aufnehmen. Nur so ließe sich der beobachtete Gewichtszuwachs begründen. Ein Paradoxon?

Nein! Ich habe dich an der Nase herumgeführt. Einen wichtigen Aspekt habe ich unterschlagen. Der Stoffwechsel verändert sich im Lauf des Lebens. Altersbedingt benötigt der Organismus von Jahr zu Jahr weniger Energie.

Die Muskulatur und die inneren Organe gehören zu den Hauptenergiefressern im Körper des Erdlings. Im Laufe des Alterns geht Muskelmasse verloren. Zudem lässt die Leistung der inneren Organe nach. Dadurch setzt der Körper von Jahr zu Jahr weniger Energie um. Ich könnte es auch als altersbedingte Stoffwechselverlangsamung bezeichnen. Aus dem feurigen Rennpferd wird ein schläfriger Gaul.

Einer positiven Energiebilanz entkommt der Erdling demnach nur durch Anpassung der Energieaufnahme. Er müsste seine Energiezufuhr von Jahr zu Jahr vermindern oder immer mehr Sport betreiben. Doch zeige mir den Erdling, der im Laufe der Zeit instinktiv oder bewusst weniger Energie mit der Nahrung aufnimmt. In der Regel ist es eher so, dass die Energiezufuhr ansteigt oder auf einem überhöhten Niveau verbleibt.

Worauf ich hinaus möchte? Mensch, das ist doch glasklar! Wenn der Energiebedarf mit den Jahren immer weiter absinkt, fällt dir das Abnehmen immer schwerer. Das liegt nicht daran, dass dein Körper nicht mehr abnehmen kann bzw. will. Es liegt daran, dass du deine Energiezufuhr von Jahr zu Jahr systematisch weiter reduzieren müsstest. Wie gesagt, das schafft kaum ein Erdling. Die Lebensumstände lassen es nicht zu.

Allein um nicht weiter zuzunehmen, müsstest du deinen Kuchen-, Bratwurst- oder Schokoladenverzehr von Jahr zu Jahr mehr einschränken. Das Ziel der Gewichtsreduktion würde eine noch striktere Verminderung des Verzehrs energiereicher Lebensmittel erfordern!

Oh, oh – ich merke schon, dir reicht es allmählich. Als Frechdachs muss ich noch einen oben drauf setzen: Falls es dir tatsächlich gelingen sollte, immer weniger und davon noch mal weniger zu essen, schlagen schließlich das Gehirn und die biologische Anpassung zu.

Als Gegenreaktion müsstest du deine fettfreie Masse und deren Energieumsatz so gut es geht aufrecht erhalten. Damit wären wir wieder beim Thema eigenes Handeln und Selbstverantwortung angekommen.

5.7 Im Alltag ausgebremst

Mit der Muttermilch erhalten frisch geborene Erdlinge nicht nur lebensnotwendige Nährstoffe. Auch Aroma- und Geschmacksstoffe aus Lebensmitteln sind in der Muttermilch enthalten. Dadurch wird das Geschmacksempfinden der Mini-Erdlinge frühzeitig geprägt. Sie lernen bestimmte Geschmacksrichtungen zu mögen oder abzulehnen. Im Kindesalter übernehmen die Erdlinge das Ernährungsverhalten ihrer Eltern. Essen Eltern-Erdlinge zum Beispiel viel Brot, ist die Wahrscheinlichkeit sehr hoch, dass auch deren Kinder bis zum Ende des Lebens reichlich Brot konsumieren werden.

Im Lauf der Zeit kommen weitere Einflussgrößen dazu, welche die Auswahl von Lebensmitteln, deren Zubereitung, die Gepflogenheiten beim Essen und somit das gesamte Ernährungsverhalten individuell bestimmen. Dazu gehören Besuche bei

Freunden, Familientreffen, der berufliche Alltag, Stresssituationen, Reisen, Ethik, Sozialstatus, das verfügbare Geld usw.

Hungerkuren berücksichtigen individuelle Aspekte wie Lebensbedingungen, Lebensstil und Umwelt eines Erdlings nicht. Ihr Konzept ist einfach: „So musst du dich ernähren, dann nimmst du ab!“. Dabei wird verlangt, dass die Erdlinge ihr Leben an den Vorschriften der Hungerkur ausrichten. Alle Erdlinge hinsichtlich ihrer Diätanforderungen über einen Kamm zu scheren, geht meistens schief. Über eintausend propagierte Diäten zum Abnehmen gibt es. Bisher hat keine gegen das Übergewichtsproblem auf dem blauen Planeten helfen können.

Erdlinge ignorieren das hartnäckig. Wird eine neue Hungerkur als der Fettkiller schlechthin propagiert, stürzen sich die Erdlinge darauf, wie die Lemminge ins Meer. Dann folgt das böse Erwachen. Die Anforderungen der Hungerkur und der Lebensstil passen nicht zusammen. Es schmeckt nicht, es kann nicht zubereitet werden, es ist zu teuer, es ist eintönig, die Familie meckert, es ist im Urlaub nicht realisierbar, der Beruf lässt es nicht zu und und und. Logisch, dass solch eine Hungerkur faktisch nur versagen kann.

Schuld an dieser Situation ist der Erdling selbst. Denn was für die Durchführung einer bestimmten Abnehmdiät zu tun oder zu lassen ist, weiß der abnehmwillige Erdling bereits bevor er mit dem Hungern beginnt. Er kann abschätzen, ob die geforderten Verhaltensweisen realisierbar sind. Ist bereits vor Beginn einer Hungerkur ersichtlich, dass die geforderten Maßnahmen nicht langfristig anwendbar sind, kann die Hungerkur getrost abgehakt werden. Aber es gibt unzählige Erdlinge, die sich in ein Auto ohne Räder setzen, um begreifen zu können, dass es nicht fährt.

Und so frage ich mich: Warum ist das so? Weiß ein Erdling nicht, dass Autos ohne Räder nicht fahren können? Okay, Probieren geht über Studieren. Aber nachdem selbst das zehnte Auto ohne Räder nicht anfährt, müsste doch mal Schluss sein mit dem Probieren.

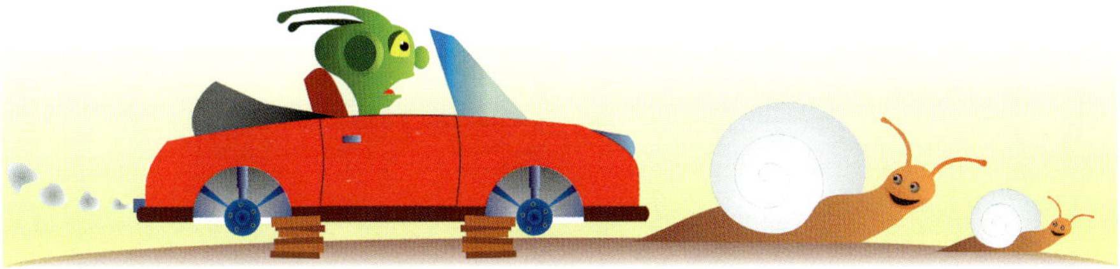

5.8 Und nun?

Aufgeben? Alles sein lassen? Nein! Mein Büchlein ist nicht dazu gedacht, dich in Dauerfrust zu hinterlassen und vom Abnehmen abzubringen. Ich wollte dir zeigen, dass Abnehmen gelernt sein und ordentlich gemacht sein will. Unprofessionelles vor sich hin Wurschteln und 0815-Diätkonzepte führen leider häufig nur zu dem Ergebnis, dass bereits Millionen von Erdlingen kennen: Statt abzunehmen steigt das Gewicht immer weiter an. Skeptische Erdlings-Forscher betrachten Hungerkuren mittlerweile als Ursache, welche Übergewicht überhaupt erst bedingen.

Ohne das Wissen über die Tricks deines Körpers, das Abnehmen zu erschweren, kannst du keine geeigneten Gegenmaßnahmen ableiten. Auch Fehler in deinem Verhalten gilt es zu erkennen. Daher ist das Verstehen und Begreifen ein erster Schritt, Misserfolgen vorzubeugen.

Ein paar der hier beschriebenen Probleme lassen sich vergleichsweise einfach umgehen. Diese Steine auf dem Weg sind unproblematisch zu überspringen oder zu umgehen. Andere Mechanismen sind jedoch beständig. Vor allem dein Gehirn wirst du niemals austricksen können. Es weiß genau, was du vorhast. Sobald es sich geärgert fühlt, zeigt es dir, wer der Stärkere ist. Daher sollte Abnehmen so gestaltet werden, das Gehirn nicht unnötig herauszufordern. Du darfst keinen Kampf mit ihm anfangen. Im Gegenteil musst du dem Gehirn signalisieren, dass keine Gefahr des Verhungerns besteht. Dann zeigt es sich gnädig und gestattet dir langfristig ein paar Kilo Fettgewebe abbauen zu dürfen.

Wie das geht, werde ich dir ein anderes Mal berichten. Bis dahin kannst du meine Erklärungen noch einmal in Ruhe studieren und mit deinen fehlgeschlagenen Hungerkuren abgleichen. Im besten Fall erkennst du Situationen und Probleme, die du nach dem Lesen meines Büchleins besser einzuordnen weist. Helfen können dir dabei die nachfolgenden Tabellen 5 und 6.

Für mich stehen in nächster Zeit erneut Forschungsreisen mit meiner Rakete an. Schließlich möchte ich interessantes und praktisch sinnvolles Wissen zusammentragen, wie mit dem Gehirn „gut Kirschen essen“ ist.

Ciao und bis bald - dein Muki

Tabelle 5: Erinnere dich an deine letzten Hungerkuren und versuche die folgenden Fragen zu beantworten. Basierend darauf kannst du zukünftige Hungerkuren bereits vor deren Anwendung kritisch hinterfragen. Erkennst du unrealistische und unzumutbare Verhaltens- und Ernährungsweisen, kannst du die Diät sein lassen. Sinnlose Fehlversuche bleiben dir somit erspart. Je mehr der Fragen du mit „Nein" beantwortest, desto weniger tauglich war bzw. ist eine bestimmte Hungerkur für dich.

Frage (Antwort: „Ja" oder „Nein")
Konntest du deinem Alltag wie gewohnt folgen?
War die Hungerkur in deinem Alltag anwendbar?
Waren die Lebensmittel und Speisen leicht zuzubereiten?
Hattest du genügend Freiräume, Lebensmittel bzw. Speisen selbstbestimmt auszuwählen?
War auftretender Hunger noch im erträglichen Rahmen?
War die Nahrungsmenge ausreichend?
Durftest du alle Lebensmittel weiterhin essen, die du magst?
Blieb Appetit bzw. Heißunger auf bestimmte (auch verbotene) Lebensmittel aus?
War die Diät langzeitig („lebenslänglich") anwendbar?
War die Diät ohne spezielle Zauberpillen durchführbar?
Konntest du dir die Diät finanziell leisten?
Hast du den Wirkmechanismus der Hungerkur verstanden?
Hattest du Ansprechpartner, die dir fachlichen Rat bei Fragen und Problemen geben konnten?
Haben Familienmitglieder deinen Diätversuch für gut befunden?
Haben dich Familienmitglieder beim Durchhalten unterstützt?
Hattest du einen zufriedenstellenden Erfolg mit der Diät?
Hältst du Plateauphasen aus, bis eine weitere Gewichtsreduktion eintritt?

Tabelle 6: In deinen Stoffwechsel kannst du nicht hinein sehen. Mithilfe der folgenden Fragen lässt sich jedoch ein ungefähres Bild machen. Je mehr „rote Antworten" du gibst, desto stärker scheint dein Stoffwechsel zum „Einschlafen" zu neigen bzw. die biologische Anpassung zu wirken.

Frage	Antwort	
Du isst wenig, bist aber trotzdem zu schwer?	Nein!	Ja!
Hast du mithilfe der Diät schnell oder langsam abgenommen?	Schnell!	Langsam!
Nimmst du unabhängig von der Diätform immer schnell ab?	Ja!	Nein!
Das Abnehmen fällt dir von Diät zu Diät schwerer?	Nein!	Ja!
Wie stark hat sich dein Gewicht bei strikter Diätanwendung reduziert?	Stark!	Kaum/nicht!
Hattest du das Gefühl, bei der Diät schneller zu frieren?	Nein!	Ja!
Machen dich Diäten schlecht gelaunt?	Nein!	Ja!
Machen dich Diäten aggressiv?	Nein!	Ja!
Verändert sich beim Diäthalten dein Schlafbedarf?	Nein!	Ja!
Denkst du beim Diäthalten stärker als sonst über das Essen nach?	Nein!	Ja!
Fühlst du dich beim Diäthalten schnell kraftslos?	Nein!	Ja!
Möchtest du beim Diäthalten lieber faulenzen oder körperlich aktiv sein?	Aktiv sein!	Faulenzen!
Wie viel nimmst du gewöhnlich ab, bevor eine Plateauphase eintritt?	Viel!	Wenig!
Welche Erfahrung hast du sammeln können, wenn du die Diät trotz Plateauphase langfristig weiter praktizierst?	Ich nehme weiter ab!	Ich nehme nicht weiter ab!
Ist dein Gewicht trotz Beibehaltens der Diätvorschriften allmählich wieder angestiegen?	Nein!	Ja!
Hast du nach Beendigung der Diät langsam oder schnell zugenommen?	Langsam!	Schnell!
Steigt dein Gewicht nach Abbruch einer Diät über das Ausgangsgewicht hinaus an?	Nein!	Ja!

Literatur Kapitel 5

Kapitel 5.1

Bray, G.A., Smith, S.R., de Jonge, L., Xie, H., Rood, J., Martin, C.K., Most, M., Brock, C., Mancuso, S. & Redman, L.M. (2012). Effect of dietary protein content on weight gain, energy expenditure, and body composition during overeating: a randomized controlled trial. *JAMA, 307*(1), 47-55.

Li, Z. & Heber, D. (2012). Overeating and overweight: extra calories increase fat mass while protein increases lean mass. *JAMA, 307*(1), 86-7.

Kapitel 5.2

Beavers, K.M., Lyles, M.F., Davis, C.C., Wang, X., Beavers, D.P. & Nicklas, B.J. (2011). Is lost lean mass from intentional weight loss recovered during weight regain in postmenopausal women? *Am J Clin Nutr, 94*(3):767-74.

Bosy-Westphal, A. & Müller, M.J. (2014). Measuring the impact of weight cycling on body composition: a methodological challenge. *Curr Opin Clin Nutr Metab Care, 17*(5), 396-400.

Li, Z. & Heber, D. (2012). Sarcopenic obesity in the elderly and strategies for weight management. *Nutr Rev, 70*(1), 57-64.

McLellan, K. C. P., de Oliveira, E. P., Corrente, J. E. & Burini, R. C. (2012). Sarcopenic obesity and its association with dietary intake among Brazilian adults clinically screened to participate in a lifestyle changing program. *Proceedings of the Nutrition Society, 71*(OCE2), E171.

Miller, S.L. & Wolfe, R.R. (2008). The danger of weight loss in the elderly. *J Nutr Health Aging, 12*(7), 487-91.

Oetoro, S., Makmun, L.H., Lukito, W. & Wijaya, A. (2014). Effect of a weight loss program on body composition and metabolic syndrome markers in obese weight cyclers. *Acta Med Indones, 46*(3), 199-208.

Rodin, J., Radke-Sharpe, N., Rebuffé-Scrive, M. & Greenwood, M.R. (1990). Weight cycling and fat distribution. *Int J Obes, 14*(4), 303-10.

Roubenoff, R. (2000). Sarcopenic obesity: does muscle loss cause fat gain? Lessons from rheumatoid arthritis and osteoarthritis. *Ann N Y Acad Sci, 904*, 553-7.

Savage, J.S., Hoffman, L. & Birch, L.L. (2009). Dieting, restraint, and disinhibition predict women's weight change over 6 y. *Am J Clin Nutr, 90*(1), 33-40.

Scheier, L.M. (2005). What is the hunger-obesity paradox? *J Am Diet Assoc, 105*(6), 883-4, 886.

Kapitel 5.3

Battilana, P., Seematter, G., Schneiter, P., Jéquier, E. & Tappy, L. (2001). Effects of free fatty acids on insulin sensitivity and hemodynamics during mental stress. *J Clin Endocrinol Metab, 86*(1), 124-8.

Black, P.H. (2006). The inflammatory consequences of psychologic stress: relationship to insulin resistance, obesity, atherosclerosis and diabetes mellitus, type II. *Med Hypotheses, 67*(4), 879-91.

Jayasinghe, S.U., Torres, S.J., Nowson, C.A., Tilbrook, A.J. & Turner, A.I. (2014). Physiological responses to psychological stress: importance of adiposity in men aged 50-70 years. *Endocr Connect, 3*(3), 110-9.

Michels, N., Sioen, I., Boone, L., Clays, E., Vanaelst, B., Huybrechts, I. & De Henauw, S. (2015). Cross-Lagged Associations Between Children's Stress and Adiposity: The Children's Body Composition and Stress Study. *Psychosom Med, 77*(1), 50-8.

Roberts, C.J., Campbell, I.C. & Troop, N. (2014). Increases in weight during chronic stress are partially associated with a switch in food choice towards increased carbohydrate and saturated fat intake. *Eur Eat Disord Rev, 22*(1), 77-82. Tryon, M.S., DeCant, R. & Laugero, K.D. (2013). Having your cake and eating it too: a habit of comfort food may link chronic social stress exposure and acute stress-induced cortisol hyporesponsiveness. *Physiol Behav*, 114-115, 32-7.

Kapitel 5.4

Cagampang, F.R. & Bruce, K.D. (2012). The role of the circadian clock system in nutrition and metabolism. *Br J Nutr, 108*(3), 381-92.

Crispim, C.A., Waterhouse, J., Dâmaso, A.R., Zimberg, I.Z., Padilha, H.G., Oyama, L.M., Tufik, S. & de Mello, M.T. (2011). Hormonal appetite control is altered by shift work: a preliminary study. *Metabolism, 60*(12), 1726-35.

de Assis, M.A., Kupek, E., Nahas, M.V. & Bellisle, F. (2003). Food intake and circadian rhythms in shift workers with a high workload. *Appetite, 40*(2), 175-83.

Eckel-Mahan, K. & Sassone-Corsi, P. (2013). Metabolism and the circadian clock converge. *Physiol Rev, 93*(1), 107-35.

Gonnissen, H.K., Rutters, F., Mazuy, C., Martens, E.A., Adam, T.C. & Westerterp-Plantenga, M.S. (2012). Effect of a phase advance and phase delay of the 24-h cycle on energy metabolism, appetite, and related hormones. *Am J Clin Nutr, 96*(4), 689-97.

Herichova, I. (2013). Changes of physiological functions induced by shift work. *Endocr Regul, 47*(3), 159-70.

Mirick, D.K., Bhatti, P., Chen, C., Nordt, F., Stanczyk, F.Z. & Davis, S. (2013). Night shift work and levels of 6-sulfatoxymelatonin and cortisol in men. *Cancer Epidemiol Biomarkers Prev, 22*(6), 1079-87.

Schiavo-Cardozo, D., Lima, M.M., Pareja, J.C. & Geloneze, B. (2013). Appetite-regulating hormones from the upper gut: disrupted control of xenin and ghrelin in night workers. *Clin Endocrinol (Oxf), 79*(6), 807-11.

van de Werken, M., Booij, S.H., van der Zwan, J.E., Simons, M.J., Gordijn, M.C. & Beersma, D.G. (2014). The biological clock modulates the human cortisol response in a multiplicative fashion. *Chronobiol Int, 31*(4), 572-80.

Kapitel 5.5

Bammann, K., Peplies, J., De Henauw, S., Hunsberger, M., Molnar, D., Moreno, L.A., Tornaritis, M., Veidebaum, T., Ahrens, W., Siani, A. & IDEFICS Consortium. (2014). Early life course risk factors for childhood obesity: the IDEFICS case-control study. *PLoS One, 9*(2), e86914.

Drummond, E.M. & Gibney, E.R. (2013). Epigenetic regulation in obesity. *Curr Opin Clin Nutr Metab Care, 16*(4), 392-7.

Finkielstain, G.P., Lui, J.C. & Baron, J. (2013). Catch-up growth: cellular and molecular mechanisms. *World Rev Nutr Diet, 106*, 100-4.

Gat-Yablonski, G., Pando, R., Phillip, M. (2013). Nutritional catch-up growth. *World Rev Nutr Diet, 106*, 83-9.

Heijmans, B.T., Tobi, E.W., Stein, A.D., Putter, H., Blauw, G.J., Susser, E.S., Slagboom, P.E. & Lumey, L.H. (2008). Persistent epigenetic differences associated with prenatal exposure to famine in humans. *Proc Natl Acad Sci U S A, 105*(44), 17046-9.

Kelishadi, R. & Poursafa, P. (2014). A review on the genetic, environmental, and lifestyle aspects of the early-life origins of cardiovascular disease. *Curr Probl Pediatr Adolesc Health Care, 44*(3), 54-72.

Ojha, S., Saroha, V., Symonds, M.E. & Budge, H. (2013). Excess nutrient supply in early life and its later metabolic consequences. *Clin Exp Pharmacol Physiol, 40*(11), 817-23.

Ruchat, S.M., Hivert, M.F. & Bouchard, L. (2013). Epigenetic programming of obesity and diabetes by in utero exposure to gestational diabetes mellitus. *Nutr Rev, 71* Suppl 1, S88-94.

Kapitel 5.6

Buffa, R., Floris, G.U., Putzu, P.F. & Marini, E. (2011). Body composition variations in ageing. *Coll Antropol, 35*(1), 259-65.

Luhrmann, P.M., Edelmann-Schafer, B. & Neuhauser-Berthold, M. (2010). Changes in resting metabolic rate in an elderly German population: cross-sectional and longitudinal data. *J Nutr Health Aging, 14*(3), 232-6.

Schrack, J.A., Knuth, N.D., Simonsick, E.M. & Ferrucci, L. (2014). "IDEAL" aging is associated with lower resting metabolic rate: the Baltimore Longitudinal Study of Aging. *J Am Geriatr Soc, 62*(4), 667-72.

St-Onge, M.P. & Gallagher, D. (2010). Body composition changes with aging: the cause or the result of alterations in metabolic rate and macronutrient oxidation? *Nutrition, 26*(2), 152-5.

Swinburn, B.A., Sacks, G., Lo, S.K., Westerterp, K.R., Rush, E.C., Rosenbaum, M., Luke, A., Schoeller, D.A., DeLany, J.P., Butte, N.F. & Ravussin, E. (2009). Estimating the changes in energy flux that characterize the rise in obesity prevalence. *Am J Clin Nutr, 89*(6), 1723-8.

Walter M. Boothby , Joseph Berkson , Halbert L. Dunn. (1936). Studies of the Energy of Metabolism of Normal Individuals: A Standard for Basal Metabolism, with a Nomogram for Clinical Application. *American Journal of Physiology, 116*, 468 484.

Kapitel 5.7

Beauchamp, G.K. & Mennella, J.A. (2011). Flavor Perception in Human Infants: Development and Functional Significance. *Digestion, 83*(Suppl 1): 1–6.

Greenberg, I., Stampfer, M.J., Schwarzfuchs, D., Shai, I. % DIRECT Group. (2009). Adherence and success in long-term weight loss diets: the dietary intervention randomized controlled trial (DIRECT). *J Am Coll Nutr, 28*(2):159-68.

Inelmen, E.M., Toffanello, E.D., Enzi, G., Gasparini, G., Miotto, F., Sergi, G. & Busetto, L. (2005). Predictors of drop-out in overweight and obese outpatients. *Int J Obes (Lond), 29*(1), 122-8.

Mennella, J.A. (2014). Ontogeny of taste preferences: basic biology and implications for health. *Am J Clin Nutr, 99*(3), 704S-11S.

Neve, M.J., Collins, C.E. & Morgan, P.J. (2010). Dropout, nonusage attrition, and pretreatment predictors of nonusage attrition in a commercial Web-based weight loss program. *J Med Internet Res, 12*(4), e69.

Ventura, A.K. & Mennella, J.A. (2011). Innate and learned preferences for sweet taste during childhood. *Curr Opin Clin Nutr Metab Care, 14*(4), 379-84.